JN043836

MEDICAL CHECKUP

人間ドックの作法

心構え、受けるべき検査、
検査結果の見方など、丸ごと徹底解説

産業医・内科医
Preventive Room株式会社代表
森勇磨

中央公論新社

はじめに

あなたは「人間ドック」を受けているでしょうか。

この本を手に取ってもらっているということは、受けている、あるいはこれから受けることを検討している人がほとんどだと思います。

そして、一度胸に手を当てて確認してほしいことが一つあります。

「あなたは何のために人間ドックを受けていますか？」

もちろん病気が心配だから、健康で長生きしたいから、こういった漠然とした願望を持って人間ドックを受けると思うのですが、人間ドックの検査にどんな意味があって、自分がどのような検査を受けるべきなのか、考えたこと、調べたことはあるでしか？

ようか？

人間ドックがスタンプラリーのように検査をこなす作業と化してはいないでしょうか？

「この項目が基準値より高かったけど、どういう状態なのだろうか？」

「この検査には、何の意味があるのだろうか？」

「なぜ、こんなに大量の検査を受けなければならない？」

こういう疑問が湧いたことはないでしょうか。

もし、疑問が湧いたことがないといった場合は、会社に言われるまま、あるいは人間ドックの担当者に言われるがまま検査を受けているのかもしれません。

ご紹介が遅れましたが、私は、医師として現在「予防医学」と呼ばれる、病気になる前に自分たちがすべきこと、知っておくべき知識を世の中に広め、日本人の健康寿命を延ばすための活動をしています。

そして、病気を早期発見し、**自分の健康を振り返る1年に1度の非常に重要な機会**

が、**人間ドック**です。

人間ドックについても、ぜひ多くの人に正しい知識を持ってほしいと思っています。

ところが、意外に知られていないのですが、実は科学的に証明された「予防」目的の健康診断やがん検診において、会社で行われる健康診断の項目だけでは不十分な場合もあれば、逆に過剰な検査が行われ、余分な費用負担が発生している人間ドックも存在しています。

人によるのですが、会社に言われるがままに健康診断を受けていたり、なんとなく医療機関に言われるがままに人間ドックを受けたりしているだけでは、十分ではないことも、余分なものを受けすぎてしまっていることもあります。

というより、「とにかく検査をすればするほど良い」という医療機関のブランディングのもと、やたらめったら検査、検査と、検査の押し売りとなっているような人間ドックのほうが、残念ながら多いのが現状と言っても良いでしょう。

検査を受けた後のアフターフォローも決して親切なところばかりとは言えません。

私は企業に勤める社員の方々の健康を守る産業医としても活動しており、その際コンサルティングに入る社員の健康診断の結果にはすべて目を通すのですが、バックフォローが十分ではないために適切なフィードバックが受けられておらず、**とんでもない数値で放置されていたり、本人に危機感が全くなかったりすることも決して少なくはありません。**

そして、人間ドックは全くもって、安くはないと思います。

だからこそ、しっかりその結果を自身の健康に還元していきたいと誰もが思っているはずです。

しかし、私は個人的に、日本人にはなんとなく「人間ドックを受けておけば安心」という先入観がはびこっているのではないかと感じています。

数値の悪い企業の社員さんの中には、とりあえず人間ドックを受けてみて、検査結果を確認して「A」とか、「C」とかの記号を見て一喜一憂する人が非常に多いです。

そして言われれば当たり前の話だと思うのですが、**人間ドックを受けて、結果がCだのDだの宣告されただけで健康になれるわけではありません。**

結果を受けてその結果をどこまで正しく理解できるのか、そしてあなた自身がどのように行動を改善するのか、ここにかかっています。

人間ドックの結果を受けて、あなたは自分の行動を変えられているでしょうか？

耳が痛い人も多いかもしれません。でも、あなただけのせいではありません。

人間ドックの結果を受けて、具体的にどのような生活習慣に改善したら良いのか、
そこまで親身にアドバイスを受けられる機会は多くはないと思いますし、何をやったら良いのかわからないのは当然です。


また、たくさんある人間ドックの検査項目も、年齢ごとに受けたほうが良い項目から、万人が受ける必要はないもの、受けたほうが良い科学的根拠がないものまで、ごちゃまぜの状態であり、その検査項目を吟味するのも簡単ではありません。

だから、せっかくの機会ですので、今から一緒に、ちょっと人間ドックについて勉強していきませんか。

せっかく高額の人間ドックを受けるのであれば、検査の意味について知り、しっかりと効果を確認して、日々の生活に活かすところまで確実に漏れなく実行していきましょう。

また一方で、もし、人間ドックや健康診断を全く受けないという人が、ふと興味を持ってこの本を手にとってくれていたとしたら、こんなにも嬉しいことはありません。未来のあなたの健康、そして幸福を守るため、耳が痛い話も時にはあるかもしれませんが、少しの間お付き合いいただければと思います。

本書では、「人間ドックの作法」として、人間ドックに対する心構え、受けるべき検査、検査結果の見方など、人間ドックについて丸ごと、徹底解説していきます。この本をしっかり理解したうえで人間ドックを受ければ、それぞれの個人個人に合った形で完璧に活用することができるようになるでしょう。

本書の全貌について少し触れておきます。

まず第1章は基礎編です。人間ドックとは何なのか、人間ドックの成り立ちから、受ける際に注意すべき基礎的なことをまとめました。

続く第2章では、それぞれの検査項目の説明に絞り、各項目で期待されていることや、どのように自身の健康と結びつければ良いのかをお伝えします。聞いたことがなかった、目から鱗の内容も多いでしょう。

第3章では、検査の中でももっともポピュラーであり、大事でもあるがん検診について、別立てにして解説します。

第4章では、まだ人間ドックを受けたことのない人にもわかるよう、実際に当日の検査がどのように行われるのかの疑問に答えます。当日の検査の流れの予習にも役立ててください。

最後に第5章では、検査結果が芳しくなかった際に改善に向けてできるエッセンスを凝縮してまとめました。人間ドックは検査を受けて終わりではありません。しっかり明日のアクションにつなげられる内容を紹介しています。

最後に、項目別のチェックポイント一覧も添えておりますので、人間ドックで受ける検査を選択する際に非常に参考になると思います。

令和の現在、そして今後の人生100年時代、日本人の平均寿命が大きく延びていくと言われています。

と同時に、病気に悩まされる人々も増えるでしょうし、人間ドックや健康診断とは長い付き合いになるでしょう。

本書を通じて、人間ドックというものと、一度腰を据えて向き合う時間を作ってほしいと願っています。

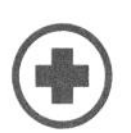

人間ドックの作法　目次

はじめに ……… 001

序章 人間ドックを制した者が、人生後半の健康生活を制す ……… 019

第2章 自分に適した診断チェック項目とは

第3章

がんの早期発見には欠かせない「がん検診」のいろは

第4章

知って備える検査当日のこと

第5章 病気が発見されたなら

装幀・本文デザイン　西垂水敦・松山千尋・内田裕乃（krran）
本文イラスト　ショウタロウ11 / PIXTA（ピクスタ）
本文DTP　明昌堂

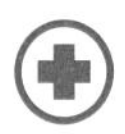

序章

人間ドックを制した者が、人生後半の健康生活を制す

ではまず、「人間ドック」とはそもそも何なのでしょうか？

少し、人間ドックの歴史について紐解いてみましょう。

そもそも、意外に知られていない事実ですが、人間ドックが誕生したのは世界のその他のどの国でもなく、日本です。

実は**人間ドックとは「日本独自の文化」**なのです。

遡ることおよそ70年、1954年7月12日、国立東京第一病院（現在の国立国際医療研究センター）で行われたのが、初の大規模な人間ドックの始まりと言われていて、その後聖路加国際病院など、全国に人間ドックの文化が広まっていきました。

ちなみに、人間ドックの「ドック」とは一体なんなのだろう？　と一度は疑問に思ったことがある方もいると思います。

これには諸説あるのですが、船を修理・点検するという意味のdockが語源とされています。船が海を長期間航海した後、故障している部分や、修理が必要なところがないか点検作業を行うように、人間も日々の業務や家事・育児に忙殺される中で、**定期的に点検が必要である、という言葉に起因して人間ドックと呼ばれている**ようです。

戦前にとある政治家が自分自身の健康チェックを東大病院で行った時、譬（たと）えで言ったのが始まりだとか、諸説あります。

しかし、そもそもなぜこのような人間ドックの取り組みが行われるようになったのでしょうか？

日本では、大正から昭和初期にかけて、最も多かった死因は「結核」という感染症でした。

当時は不治の病として人々に恐れられていた結核ですが、ＢＣＧ接種や治療法の発見によって、死者は大幅に減少していきました。

そして、その結果として、死因のトップは感染症から現代にもつながる三大死因（脳卒中・心臓病・がん〔悪性新生物〕）に置き換わっていったのです。

結核をはじめとした感染症に関して言えば、満足な治療法がない状態でいくら普段の健康管理をしても大きな意味は持たなかったのですが、現代の三大死因に関して言えば、逆に普段の生活・健康状態が直結してくる病気ばかりです。

この結果として、人々が自身の生活習慣や、がんの早期発見が生命に直結するという実感をより感じやすくなったのです。

こうした流れで人間ドックが始まりました。

繰り返しになりますが、感染症に対しては我々の体をいくら調べても、かかってしまってはどうしようもないもので、半ば諦観の念もあったところ、感染症の治療薬が開発され状況が変化しました。代わって脳卒中や心臓病などある程度自分自身の普段の行動を変えることで**「防げる」病気**や、がんのように**「早期発見することで治療ができる」病気**の恐怖が顕在化し、**日本人の健康意識が高まったタイミング**で生まれたのが人間ドックなのです。

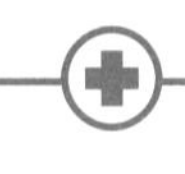

人間ドックは「実験的」な取り組み

このように、現在まで脈々と受け継がれている人間ドックという文化は、時代の変化に対応して誕生した非常に良い取り組みのように思えます。

確かに、もちろん良い側面も大いにあるのですが、一点、見逃してはいけないポイントがあります。

それは、**医学はあくまで「科学」の範疇にある学問**だということ。

当時はそもそも統計学的に物事を考える、という文化が成熟していなかったこともあるのですが、人間ドックの各検査項目に関して何万人、何十万人という大規模なデータを取り、その検査を受けたから死亡率がこれだけ下がった、といったようなしっかりしたデータを確認した上で人間ドックが導入されたわけではありません。

要するに、例えば人間ドックの中の「A」という検査をやった人と、やってなかった人とを比較して、死亡率が下がっていなければ、どんなに良さそうに見える取り組みでも、全体で見ればあまり意味がないかもしれないわけです。

そして人間ドックの約70年の歴史の中で、効果がしっかりと証明されている検査もあれば、全然効果が示されていないのに漫然と続けられている検査もあります。

これは日本独自の文化であることの弊害とも言えるでしょう。

言い方を悪くすれば**「実験的」な取り組みにもかかわらず、惰性で続けられてしまっている検査もある**ということです。

少なくとも私たちにできることは、こういった検査の良し悪しをある程度知っておき、自分の意思で選択していくことです。

物は使いようです。

普段私たちが風邪をひいて、病院を受診する際は**「保険診療」**、自分の加入している健康保険を利用して、医師がそれぞれの症状にあった薬を処方してくれます。

対して、人間ドックは**「自由診療」**です。保険が利かないからこそ、一般的な定期健康診断の枠組みを超えた幅広い検査が、自分の意思で選択できる。これは上手に使えば一般市民にとっては非常にありがたい環境が作られているとも言えます。

しかし、この状況は少なからず危ういことでもあります。

なぜ危ういことなのか？　この危険性は本書を通じてしっかりと知っていただき、その上で人間ドックを受ける以上は「予習」をして検査に臨んでほしいと思います。

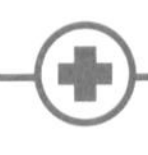

健康診断と人間ドックの違い

ところで人間ドックと健康診断との違いはなんなのでしょうか？

私たちはあえて「人間ドック」のほうを選択する必要があるのでしょうか？

この違いに関して、まず**「強制力」による違い**が存在します。

健康診断の受診に関して言えば、勤め人であれば「労働安全衛生法」という法律で定められています。

そもそも企業に勤めている人間にとっては、「仕事を安全に行うことができるか確認するために必ず受けなければいけない検査」なんです。

そして、健康診断にも人間ドックにも、エビデンスとして有効性が証明されていないものが混じっています。違いとしては「検査項目の数」にフォーカスしたほうが良いかもしれません。

人間ドックは健康診断代わりになるものですが、受けるも受けないも「自由」です。

何の強制力もありません。

そして「**検査項目の数**」が違います。

人間ドックは、検査の項目が圧倒的に多いです。

そして、その検査項目は健康診断と違って統一されたものではなく、だからこそ、メリットがなかったり、科学的に効果が証明されていなかったりする検査が押し込められていることがあるので、この点は注意事項になります。

まず、この違いを知っておくことで、「**人間ドックの検査項目は玉石混交である**」という事実は認識しておきましょう。

そこまで健康に関心がなく、最低限の検査で十分な人にとっては健康診断だけでも良いかもしれませんが、より細かい項目まで自分の体を知りたい、病気の早期発見に取り組みたいという人には人間ドックが適しているでしょう。

また、健康診断について押さえておきたいのが、「がん検診」がメニューに組み込まれていないという事実です。

がん検診については、有効な項目が非常に多く、医療者としてはぜひ受けてほしい検査になります。

人間ドックを受けなかったとしても、「健康診断＋がん検診」という選択肢は持っておいてください。

人間ドックは日本でどのくらい浸透しているのか

では、実際に皆さんは人間ドックをどのくらい受けているのでしょうか？

あなたの家族や友人、会社の人と人間ドックの話をすることはあるでしょうか？

日本のデータで確認してみると、人間ドック／健康診断の受診率は厚生労働省のデータを参照すると、徐々に上昇していて、直近（2019年）のデータでは69・6％まで上がっています。

この数字を多いとみるか少ないとみるかは人それぞれでしょうが、依然として3割の人は受診をしていない状況です。

受診していない方に理由を聞いてみると、「いつでも医療にかかれるから心配していない」「時間がない」「面倒くさい」こういった理由が多いようです。

日本ではいつでも必要な時に医療にかかれる——これはまさにその通りで、国民皆保険制度に守られている日本では、他の国に比べて圧倒的に、受診したいと思った時に、健康保険の適用のもと安価に病院を受診することができます。

しかし、なかなかこの有り難みを私たちが感じることができる機会は少ないです。

例えば、新型コロナウイルス感染の拡大期には、感染者の急激な増加によって発熱外来を受診できない「受診難民」が増加しましたが、これは海外では珍しい風景ではありません。救急現場でさえ、10時間以上待つことがそこまで珍しくない地域もあります。

コロナの感染拡大は、ある意味では日本の医療体制の有り難みを再認識する出来事になったのではないでしょうか。

また時間がない、面倒くさいという人もいますが、これは本質的な話をすれば「時間をとる価値を健康診断に感じていない」ということなのでしょう。

人間は必要だったり、求めていたりする場合は優先的に時間を捻出するものです。

しかしこの考え方は予防医学を知ってほしい、実践してほしい私からすると非常に残念です。

冷静に考えれば、「いつでも医療にかかれる」ことと「人間ドックなど、病気の予防への取り組みをしない」ということには何の因果関係もないはずです。全く別の話でしょう。

日本ではいつでも医療にかかれるのは事実ですが、**「病気」はいつかかっても治療ができる状態なわけではありません**からね。

早期発見していれば手術ができたがんでも、転移し、進行してしまえばもう手術は手遅れで、放射線や抗がん剤を使用する治療しかできない状況や、生活習慣病を放置して、傷つけられズタボロになった血管はもう元には戻りません。

血管をつるつるにする方法など存在しないのです。

病院に行ったからすべてが元通りになることばかりでは決してないのです。

この事実は頭に入れておいてください。

もし人間ドック／健康診断を受けていない3割の方がこの本を読んでいるとしたら、**人間ドックや健康診断は1年に1回、なんとかして時間を割いてでも行うべきイベント**という認識を持ってもらえると思います。

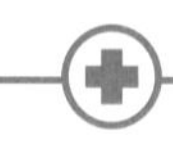

会社側の対応はどうなっているのか

また、仕事をしている多くの方は、企業が指定する人間ドックや、健康診断を受けるというシチュエーションも多いでしょう。

企業がこういった社員の健康管理について力を入れているかどうかは、はっきり言えばまちまちである、というのが正直なところです。

健康経営に力を入れている企業では、福利厚生として積極的に従業員のがん検診の受診を推進しているところから、最低限の法令遵守をしておけばそれ以上お金をかけたくないと思っている企業まで様々です。

積極的な企業では、便潜血陽性者には必ず精密検査を受診させる取り組みをしたり、二次検診の受診率を１００％にしようと努めたりしています。

とはいえ、そういった健康管理の部分を見て会社を選択する人は多くないでしょうし、今勤務している企業がそういった職場とも限らないでしょう。

現在では終身雇用制度もだんだんと当たり前のものではなくなってきていますし、「一生会社で働くわけでもない社員の健康に、そんなに予算は割けない」と、健康経営にあまり関心を寄せない企業も珍しくありません。

逆に雇用される側にとっては、そんな時代だからこそ、「**自分の身は自分で守る**」ではありませんが、個人個人も健康診断やがん検診を含む、人間ドックについて学んでおくべきでしょう。

また企業の人間ドックでも、指定された検査以外に、自分でオプション検査をつけることが可能な場合があります。

そしてその知識は、例えば独立してフリーランスになる、定年で会社を辞めるなどした後も意味のある一生使えるノウハウになるでしょうから、身につけておきたいところです。

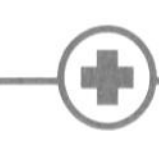

人間ドックは、受けなければいけないのか

では結局のところ、人間ドックは受けなければならないのでしょうか？

結論から言えば、**絶対に受けなければいけないということはありません。**

ただ、人間ドックに含まれるがん検診などの項目の中には、**明確に死亡率を下げるというデータのあるものが存在**しますし、定期的に自分の体の状態を把握することは、**普段の生活習慣を省みるきっかけにもなる**ことは間違いありません。正しく取捨選択をして受ければ、健康面では必ずやメリットが期待できるでしょう。

しかし、こういった話をする時にいつもお伝えするのですが、あくまで健康というのは「手段」です。

「自分は絶対人間ドックは受けない。病気があったらあるがままを受け入れる」という、いわゆる自然主義的な主張の方もいらっしゃいますし、それぞれの考え方によって健康の優先順位は違いますから、受けなければいけないということはないでしょう。

しかし、もしそうではなくて、できるだけ自分の健康状態を管理したい、これから年をとっても元気な体をキープしていきたい、という人にとっては、人間ドックについて知ること、知った上で検査を選択し受けることは、非常に楽しく、有意義なことだと思います。

オプション検査についても、面倒くさがらずにどういった状態の時に受ける必要があるのか勉強しておきましょう。

医学の面白さについて知るきっかけにもなりますし、何より自分の健康意識を知らず知らずのうちに向上させることにつながります。

また、人間ドックなんていらない、そう本心から思えていればいいのですが、自分や家族が大病になってしまい、後で調べてみたら人間ドックを受けておけば早期発見、早期治療ができたかもしれない病気だった——こういう時にも後悔をしないような信念があるでしょうか。

人間は今あるものに対しては、有り難みや感謝の心を持ちにくい生き物です。

一度、20年、30年先の未来を少し思い浮かべてみて、本当にそれでいいのか、自分の心に問うてみてください。

これは脅しのように聞こえるかもしれませんが、本当に**人それぞれによって幸福の形は違います**から、正解のない話だとは思います。

とにかく、ただ皆さんが**できるだけ後悔のないような選択**をしていただけることを願っています。

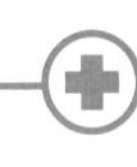

人間ドックを活用し、日常生活をカスタマイズすることが健康寿命延伸につながる

そして多くの方に抜け落ちている、また人間ドックを行う側の視点にも抜け落ちている可能性があるのが、人間ドックを受けた「後」どうするか、という問題です。

例えば受験勉強であれば、模擬試験を受けて点数の低い科目があれば、そこを重点的に勉強し、弱点を補強していかなければ合格は到底目指せません。

受けても苦手分野の改善点を見つけず、見て見ぬふりをして放置してしまうのであれば、模擬試験を受ける意味はないでしょうし、模擬試験を受けて、試験の練習をした気になって満足している生徒の成績の伸びは見込めないでしょう。

これと同様に、人間ドックも受けたこと自体でやった気になり、受診の翌日にはすっかり頭の中から人間ドックのことが抜け落ちてしまっていては、はっきり言ってなんの意味もありません。

もし異常値があれば、正常値に戻すために現状の食生活で問題ないのか、運動量は足りているか、睡眠時間は今のままで良いか、おやつや甘い飲み物を摂り過ぎていないか……**普段の生活習慣を見直すきっかけにして、改善できそうなポイントを探る必要があります**。

普段怠惰な生活や食習慣の偏っている人にとっては、年に1回の総復習の好機を逃す手はありません。


また、受け手側の問題だけではありません。

そもそも病院に行く必要があるのに、十分な情報伝達がされておらず、本人も自覚なく非常に危険な状態で仕事をし続けてしまっているケースが少なくありません。

医療機関によるのですが、人間ドックの検査を行って、結果は紙切れ1枚で報告、その後はノータッチというところも存在します。

例えば、私が生業としている産業医の業務の中には、社員の方々の健康診断の結果を確認し、仕事ができる状態なのか、残業制限がいるのか、働かせるのに危険で、すぐ休んでもらわなければいけないのか判断することがあります。

そして、その中で特に目を光らせているのが糖尿病の指標「ＨｂＡ１ｃ」です。この指標を新型コロナウイルス罹患時の重症化リスクの目安にし、あまりに数値が高いのに放置している人は、急に昏睡状態になってしまう恐れもあるので、出勤を停止する場合もあります。

例えば、ある日健康診断の結果を確認しているとＨｂＡ１ｃが「12」を超えている方に遭遇しました。

これは相当高い部類で、10を超えてしまうと即就業を制限するレベルなのです。しかし本人は勤務表を見ると普通に勤務しているようでした。

慌てて本人に電話をかけると「そんな危険な状態とは知らなかった」「受けたところからは何も言われていない」との返答が。

即紹介状を作成し病院を受診させると、「糖尿病性ケトアシドーシス」という病気の診断でそのまま入院、治療となりました。

　このようなケースは産業医をしていて珍しいわけではありません。

　ちなみに、本来は産業医の業務の中でこのような役割はないほうが良いです。人間ドックがそういったアフターケアまで丁寧に行ってくれるところばかりであれば、会社までこの問題に引っ張られるような、こういった事態は起こらないはずなのです。

　しかし、残念ながらそうではないので、こういったパニック値（基準値から明らかに外れていて、危機的な状態であることを示す値）の拾い上げが1人の生命を救うこともあります。

　この観点からも、**できるだけ人任せにせず、個人個人が検査結果の意味を理解する能力を身につけておくに越したことはない**のです。

　受験勉強をはじめとして、世の中のすべての事象に通ずると思いますが、**人間ドックも予習復習が肝腎**なのです。

　しっかりと人間ドックの項目の意味、自分にとって受けるべき検査について「予習」をする。

予習はこの本を1冊読めばすべてが理解できるように構成していますから、しっかり読み込んでください。

そしてその予習した知識を基に、受けるべき人間ドックの項目を決めましょう。

自分の体のことだから、**なんでも医者に丸投げ、人間ドックに丸投げではいけません。**

それでは不親切な人間ドック業者の思うつぼです。

時々知識がないがために悪徳不動産投資に引っかかったり、高い壺を購入させられたりしている人がいますが、医者の側から見ていると人間ドックも結構似ています。

知識がないために、受ける必要のない検査まで受けさせられていることが多いのです。

この本を通じて、そういった失敗をなくしていきましょう。

第1章

人間ドックはオーダーメイド

人間ドックを受ける時、あなたはどのように考えているでしょうか？

- ●受ける項目はどのくらいにしたら良いのか？
- ●どこで受けたら良いのか？
- ●結果を見てどのように解釈したら良いのか？

こういった観点で、人間ドックの受診を吟味することはあるでしょうか？

また、「とりあえず人間ドックを受けておけば大丈夫」と思考停止状態になってしまっている人も多いのではないでしょうか。

人間ドック、あるいは健康診断は多くの人が毎年受けているものの、受ける医療機関の吟味の仕方、検査項目で何をみているのか、検査結果を受けてどのような行動を取るべきなのか、多くの人にとって関わり深いこれらの知識を、一般の人が持っている場合は非常に少ないのが現状です。

不親切な人間ドック機関なら、とりあえずできる検査をできるだけ受けさせることも全くもって珍しいことではありません。

確かに高額な医療機器を多く購入しているのだから、経営のことを考えなければいけない側面はありますが、それは受診側の立場からしたら全く関係のないことですよね。

それぞれの立場・遺伝・そして心情に応じて、適切な人間ドックがあります。

この章では人間ドックの多様性と取捨選択の必要性についてお話ししていこうと思います。

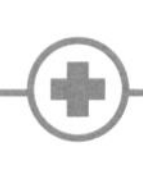

いつから人間ドックにかかるべき？

まず、そもそもいつから人間ドックにかかるべきなのでしょうか？

会社に所属している方々が、若いうちからこの疑問を持つことはあまりないでしょう。

というのも、先述したように法律で定められた「定期健康診断」を受ける機会があるからです。

しかし、40代、50代を過ぎてきて、同年代の芸能人ががんになったニュースや、友人の大病の知らせを聞くたびに、「がんにはなりたくない」「今の健康診断で大丈夫だろうか」と不安な思いに駆られる人もいるのではないでしょうか。

この点で言えば、**企業がどこまで定期健康診断以外の検診を取り入れているか**、まずはこのポイントも確認したいところです。

また会社に所属せず、フリーランスのような形で仕事をしている、あるいは主婦の方々などは、人間ドック・健康診断を受ける機会を自分の意思で能動的に作らないといけません。

とはいえ、産業医をしていて20代前半の方々の診断結果を見るのですが、中には、肥満や遺伝などの影響で若くして生活習慣病を抱える方もいるものの、概ね結果が「100点」であることが多いです。

要するに、全く異常がないということです。

なので、20代や30代前半のうちから必ずしも毎年受ける必要性は感じません。

では、何歳から受けるべきなのか。

いつから受けるべき、という明確な決まりはないのですが、生活の変化や、**加齢による生活習慣病の増加が見込まれる35～40歳の間くらいから始める**のが良いでしょう。40歳を超えると推奨されるがん検診も出てきますし、このあたりの**40歳になる前のタイミングで、一度人間ドックについて調べ始める**時間を持ってほしいと思います。

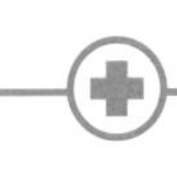

受ける頻度はどのくらい？

では、人間ドックを受ける頻度としては、どのくらいが理想的なのでしょうか？

たまに「あなたの健康をこまめにチェックすることで病気を予防しましょう」という名目で四半期ごとに血液検査を行っているクリニックを見かけます。

しかし、これは全くもっておすすめできません。

よほど生活習慣の変化がない限り、もともと異常のない人の血液検査の項目を3か月に1回測定したところで、変化を認める可能性は低いでしょう。

もちろん、そのタイミングで病気が出現することは100%ない、と言っているわけではなく、見つかる可能性が低いということです。

健康のことは常に意識しておいてほしいのですが、過剰に、余計なお金をかけてまで意識する必要はありませんし、検査の内容によっては、かえって害になることもあります。

「検査はすればするほど良い、検査項目も多ければ多いほど良い」と思われがちですが、全くもってそんなことはなく、**検査自体がメリット100%といったようなものではありません**ので、適切なタイミングで適切な検査を受けていきましょう。

基本的には1年に1回で十分でしょう。

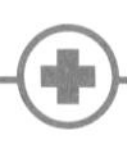

かかりつけ医と人間ドックは一緒が良い？

ちなみに、かかりつけ医と人間ドックは一緒の医師、あるいは一緒の医療機関が良いのでしょうか？

結論から申し上げると、どちらでも良いと思います。

まず、かかりつけの医療機関にもよりますが、近所の開業医では人間ドックといってもできることは限られます。

胃カメラや大腸カメラのできる医師などであれば、ある程度の検査をこなせるかもしれませんが、やはり人間ドック専門の医療施設の検査項目には劣ります。

「人間ドックは何科の医師が詳しいのか」という疑問を持たれるかもしれませんが、人間ドックに関しては予防医療の領域になるので、**特に人間ドックに詳しい科、というものは存在しません。**

あえて言えば総合内科、総合診療科、産業医といった肩書きを持った人々は詳しいことが多いですが、そこまで気にしなくて良いでしょう。

このように、人間ドックや健康診断について詳しい医師とそうでない医師がいるのは事実ですが、もしあなたが病気を抱えていて、かかりつけ医がいるのであれば、「人間ドックで受けるべき検査」については相談しても良いでしょう。

というのも、かかりつけ医の先生に自分の人間ドックについての向き合い方、そして検査結果を共有することで、かかりつけ医の先生にとっては情報量がより多くなり、適切な診療ができる可能性が上がるからです。

ですので、かかりつけ医と人間ドックを一緒にするというよりは、**人間ドックの結果を逐一かかりつけ医に報告する習慣**をつけたほうが良いだろう、ということは言えるでしょう。

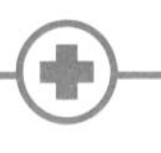

高級な「ラグジュアリー系」の人間ドックはその分価値があるの？

近年「ラグジュアリー系」の人間ドックが目立っています。

ラグジュアリーとは、要するに装飾を華やかにし、特別な体験として人間ドックを提供する施設のことです。

宿泊施設まで併設している機関も存在しています。

こういった綺麗で高級感のある施設のほうが、受けていて気分が良いのは間違いないでしょうし、「体験」としての価値を生み出しているという点においては素晴らしいと思います。

ただ、一点押さえておきたいのは、「医学的に」こういった施設のほうが良い結果が期待できるのかということ。

日本人の傾向として、お金を出せば出すほど良いサービスが受けられる、良いことがあると思いがちです。

もちろん多くの場合はそうなのでしょう。

しかし例外として、医療においてはなかなかそうはいかないものなのです。

むしろ膨大なデータから効果が証明されている治療は「標準治療」として、保険適用になり、比較的安価に治療を受けることができますが、特に効果が証明されていないため保険が通らない治療が、のうのうと「自由診療」として高額で提供されていることもあります。

必ずしも保険診療が善、自由診療が悪といった二元論で語れないのが難しいところなのですが、**一概にお金を出したから良い医療が受けられるわけでもありませんし、検査を受ければ受けるほど有益なわけではない**のですね。

だからこそ、あくまで「医学的」観点で言えばですが、「高い費用を払ったからその分病気が見つかりやすい」という状況は考えにくいですし、**検査項目が多い＝良い人間ドックというわけではない**のです。

一般的に、見た目の華美さや、検査項目の多さに目がいきがちで、お得な詰め合わせのような印象を抱かれがちですが、人間ドックの検査項目は、福袋のように詰め込まれていればいるほど良いわけではありません。

次に紹介する費用の話と合わせて、この観点は重要なので押さえておいてほしいと思います。

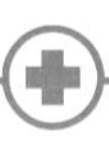

人間ドックの費用の相場は？

人間ドックは大体どのくらいの費用がかかるものなのでしょうか？

繰り返しますが、人間ドックは健康保険が適用されない「自由診療」です。

要するに、各医療機関がそれぞれのサービスに相当すると考えられる値段を自由につけることができます。

1日のコースで3万円から6万円、1泊2日のコースで10万円、20万円を超える施設もあります。

そしてここで問題になるのは、「人間ドックは高ければ高いほどメリットのある内容になっているのか」という問いです。

この問いに関しては、「体験としては○だが、医療としては×」という回答になります。

要するに、人間ドックについては**「高ければ高いほど良い医療が受けられる」というよりは、人間ドックに付帯するサービスの向上が期待できる**ということです。

例えば施設自体がホテルのように非常に綺麗だったり、美味しいごはんがついていたり、美人のコンシェルジュさんがついていたり……そういったサービス面で値段が上がっていることが多く、医療面では高額のお金を支払ったから良い検査を受けられる、というわけではありません。

もしそういった**華美なサービスを期待しないのであれば、必要な検査項目のある検診機関を選ぶのが良い**でしょう。

安めのところで言えば、**3万~5万円程度で受けられる施設もあります。**

華美な人間ドックに行く代わりに、浮いたお金で旅行に行くという考え方でも良いかもしれませんね。

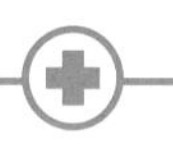

人間ドックに割引はあるの?

さて、どうしても高額になってしまいやすい人間ドックですが、安く受ける方法はあるのでしょうか?

結論、存在します。

まず、**協会けんぽや加入している健康保険組合によっては、健康診断以外の人間ド**

ックを社員が受けたいという場合に、補助金が支給される場合があります。

自分の勤めている企業や、加入している健康保険を確認して、そういった特典がついていないかチェックしておきましょう。

また、勤め人ではない、自営業の方などが加入する国民健康保険でも、**自治体によっては補助を受けられる場合もある**ので、自分の住んでいる自治体で確認してみましょう。割安で人間ドックを受けられるかもしれません。中には数万円の補助が出る自治体もあります。

他にも、加入している生命保険や医療保険によっては、受診できる人間ドックの場所は指定される場合が多いものの、割引価格で受診できる場合があります。保険に加入される際は、この点も確認しておくと良いでしょう。

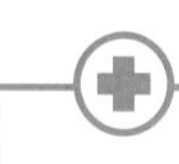

人間ドックを受ける医療機関を決める時のポイント

では、医療面で人間ドックを受ける施設を決める時のポイントについて説明していきます。

とはいえ、どこで受けるかを決めるのは非常に難しいので、「こういった施設はやめておいたほうが良い」という話からしていきます。

まず、**過剰なフルコース検査を押し付けてくる人間ドックはやめたほうが良い**です。

先述したように、人間ドックの検査項目には「万人にとって有益」な検査ばかりではなく、個人個人の背景によって適切な検査が異なります。

なので、誰にも彼にもフルコース検査をすすめるという行動は、受け手のメリットを考えていない、ビジネスライクな施設になるので極力控えたほうが良いでしょう。

もちろん、人間ドックも商売なので、ビジネス的な観点で言えば色々な検査を受けさせておきたいのはわかりますが、受ける側にとってみればそういった医療機関は誠実ではないと捉えられます。

基本の検査に加えて、オプションの検査項目の内容について丁寧に説明し、どういった人が受けるべきなのかを伝えてくれる、**こちらに自由意思を持たせてくれる人間ドックが良い**でしょう。

あとは、例えば胃カメラや大腸カメラを受けるのなら、確認できるのであれば**検査を行う医師が専門医かどうかは確かめても良い**でしょう。

専門医というのは、ある一定期間病院で勤務をし、しかるべき試験に合格した医師のことです。

専門医だから必ず良い医師であるというわけではないものの、外側から見て一定ラインの質を担保するものになります。

また、日本人間ドック学会が定めるいくつかの審査項目をクリアした施設に与えられる**「機能評価認定施設」に該当するかどうか**も、参考までにチェックしておいても良いでしょう。

全国に約400の機能評価認定施設が存在しています。

とはいえ、人間ドックの**各施設にそこまでの大きな差はありません。**

基本的に受け手が正しい知識を身につけ、変な売り込みに踊らされなければ、ある程度はどこで受けても得られるメリットは大きく変わらないでしょう。

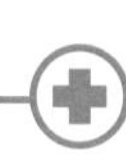

人間ドック検査の項目は玉石混交

人間ドックの検査項目は膨大です。

自分で選択する必要があるとは言え、どこからどう学んでいくべきなのかわからない人も多いと思うので、まずざっくりと人間ドックの項目を分類します。

人間ドックの検査項目は、

①受けたほうが良い検査
②受けても良い検査
③受けるのをおすすめしない検査

大きくこの3つに分けられます。

①の受けたほうが良い検査に関しては、まず**定期健康診断の内容の大部分**が挙げられます。生活習慣病に関連する項目に関しては、年齢を重ねてきたら年に1回は確認して、自分の健康状態を把握する指標にしても良いと思います。

ただし、先述したように日本の昔ながらの流れで、あまり効果が証明されていないのに残ってしまっている検査もあり、このあたりは省けるのであれば省いてしまっても良いかもしれません。

また、**年齢や性別に応じて、死亡率の低下がデータとして確認されているがん検診**に関しても、この受けたほうが良い検査に入るでしょう。

次に、②の受けても良い検査を挙げます。

この点に関しては、人間ドックで受ける項目決めの中で迷われる方が最も多いと思います。いわゆる「オプション検査」がここに当てはまります。

具体的には、

●ある一定の症状がある方（疲れやすい、だるい、息切れがする）が受けた場合、異常が発見されることがある検査
●まだ科学的に明確な効果が実証されたわけではないのだが、受けることで病気の検出率の向上など、一定の効果を期待しても良い検査

などのことです。

この「受けても良い検査」についてしっかり理解をして、必要があればオプションとして組み込んでいきましょう。

最後に、③の受けるのをおすすめしない検査です。

なぜ「受けてはいけない検査」にしなかったのかというと、極論としてこの本を読み切って、それでも受けたいという意思が変わらない人がいるのであれば、その自由意思を止める権利が私にはないと思ったからです。

医学的に効果が証明されていない、それでいて受けるメリットも今一つ見込めない検査については、はっきりとこの本の中で「微妙だと思う」と言及し、なぜそのような解釈になるのか、わかりやすく解説していこうと思います。

詳細は次の章で取り上げていきます。

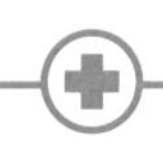

日本と海外の人間ドックの違い

ちなみに、海外では人間ドックに対してどのような考え方がされているのでしょうか？

まず、**アメリカでは人間ドックはほとんど浸透していません**。

一部の富裕層がそういった施設を利用している程度に留まっています。

そもそも、海外で多いのですが、**「家庭医」**と言って、それぞれに担当の「かかりつけ医」が存在しています。その医師の判断によって、胃カメラを受けたほうがいいと言われれば胃カメラを、頭のＭＲＩを撮影したほうが良いと言われれば撮影するという構図になっており、患者自身の意思で、１日や泊まりがけでフルコースの検査を受けるという考え方がないのです。

要するに、**アメリカでは検査を受けようと思っても、かかりつけ医の許可がいることが多い**のです。

一方、がん検診に関しては自分自身で受診できるのですが、アメリカで明らかに日本より優れている点が、「がん検診の受診率」です。

というのも、アメリカでは日本のように国民皆保険制度がなく、がんになった際の治療費の自己負担が我々日本人とはケタ違いなので、自分で自分の予防をするという意識が圧倒的に強いのです。

これは国民性というよりも国の制度による影響が大きいでしょうが、とはいえ、この点は日本人が見習うべきでしょう。

例えば、私は今、日本で予防医学の啓発をしていますが、アメリカであればがん検診に関してはそこまで言及する必要もないわけです。

これは日本の素晴らしい保険制度が生んだ歪（いびつ）な構造です。

その分、日本では自分自身で受ける検査を選択することができる。

要するに、**健康意識と情報を吟味する能力さえあれば、日本以上に個人が健康に力を入れやすい国はない**のです。

アメリカよりも自由度や便利度は高い。

この利点を活かしてほしいと思います。

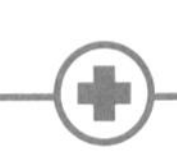

人間ドックを受けるのをやめるタイミングは？

さて、本章の最後にこの話題についても触れておきましょう。

人間ドックを受けている方にとって、人間ドックは死ぬまで受け続ける必要があるものなのでしょうか？

この問いについては、「決してそうではない」というのが答えになります。

例えば、がん検診の中にも、アメリカの予防医学専門委員会（ＵＳＰＳＴＦ）の提案で、「○歳まで検診を受けるのをやめることを推奨する」というものがあります。

これは、「もしがんを発見したとしても、結局年齢のせいで必要な手術などの治療ができないといった理由の影響で、死亡率の低下につながらないので、検査をしなくても良いでしょう」というのが理由なのですね。

このように、科学的なデータによる裏付けもありますし、そもそもデータ以前に年齢によっては、病気の治療をしたい人、そうでない人、それぞれの価値観によって分かれてくる話でしょう。

たまに90歳になっても人間ドックを受けている方もいらっしゃいます。

こちらも、本人の希望であれば全く間違った選択とも思いませんし、推奨年齢ではなかったとしても、それで不安な気持ちが和らぐのであれば良いでしょう。

保険を使用しているわけではないのですから、実際の科学的データに基づいた実利がありそうかどうかと、本人の選択は別です。

ただ、このようにあくまで個人個人の考え方を大前提としたうえで、データも踏まえて「いつまで人間ドックを受けるべきか」についてはある程度の基準がほしい、という方もいるでしょう。または自分一人で決めずに、家族で話し合う時間があっても良いかもしれませんね。

ちなみに**日本では、特にいつまでに健康診断の受診をやめろ、がん検診の受診をやめろといった基準は存在していません。**

がん検診に関して、アメリカの基準を参考にするならば、だいたい**75歳くらい**が推奨年齢の終わりになりますし、あくまで「基準」ですが、このくらいの前後の年齢を目安に、「人間ドック卒業」を検討してみても良いかもしれません。

この点については、ぜひ一度**家族会議を行っていただきたい**と感じています。

第2章

自分に適した診断チェック項目とは

第1章でもお話ししたように、人間ドックとはオーダーメイドで、年齢や個人個人の背景によって受けるべき項目、受けても良い項目、受けないほうが良い項目が若干変わってきます。

基本的に万人が受けておいたほうが良い、ここだけは押さえておいたほうが良い項目もあれば、オプション検査として特定のお悩みがある場合にチェックしてみても良い項目もあります。

また、がん検診は年齢やそれぞれ個人の背景に応じて選択すると良いでしょう。

第2章では、各検査項目について、どのような場合は病院に行かなければいけないのか、またはどのような場合は病院に行かずとも生活改善が必要とされるのか。

また自分が受けるべき検査項目はどんなものがあるのか。

検査項目の中で特にチェックしてほしいものについて、詳しく解説していこうと思います。

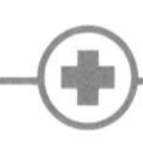

ここだけは押さえておくべき5大項目

まずは、生活習慣病関連の項目について解説していきます。

この生活習慣病に関係する血液検査の項目については「自分の健康状態を把握する」という意味合いが強いです。

すぐに大病を引き起こすわけではありませんが、基準値を一定程度超えた状態で放置すると、知らない間に血管の動脈硬化を促進させ、最終的に脳の血管が詰まる「脳梗塞」、脳の血管が破れる「脳出血」、心臓の血管が詰まる心筋梗塞、足の血管が詰まる閉塞性動脈硬化症、また体の中で最も太い血管である大動脈にコブができたり、裂けたりする病気（大動脈瘤、大動脈解離）のリスクを上昇させてしまいます。

だからこそ、年1回の人間ドックで、自分の今の各項目の数値を入念に確認しましょう。

あなたの1年間の生活習慣の変化が、ある程度反映されたものになっているはずです。

一生使える知識だと思いますので、検査をするたびにぜひ読み返してくださいね。

血圧

血圧は人間ドックの基本の「キ」です。

まず、血圧の結果を確認しましょう。

「血圧なんてどこでも測定できる」。まさにその通りです。

しかしそれは血圧を軽視して良い理由には全くもってなりません。

最新の精密機器による検査ばかりに気をとられて、高血圧を放置してしまっては、まさに本末転倒なのです。

人間ドックは小さな血圧計による血圧測定から始まる、こう思ってください。

血圧の高い状態が続くと、圧力によって血管の内側の壁が傷つき、動脈硬化が進行します。

健康診断のチェックをしていると、3年連続で上の血圧が180を超えている人に遭遇することがありますが、これは非常に危険な状態です。

この状態であれば、いつ脳出血や脳梗塞、心筋梗塞になっても驚きはしません。

現に救急の現場では、こうした高血圧を放置した結果、脳卒中の麻痺や、心筋梗塞の猛烈な胸の痛みで救急外来に搬送されてくる患者さんが後を絶ちません。

高血圧は時限爆弾のようなものなのです。

血圧が高い人は必ず危機感を持つようにしてください。

では、血圧をどのくらいにコントロールしたら良いのでしょうか?

この問いに対しては、まず上の数値が１４０を超えている場合、１４０は切っておきたいところです。

基本的に上の血圧が１４０を超える状態が続き、自助努力で改善できない場合は、投薬の対象になります。

可能なら自助努力で**140を切ることを目標にしたい**ところです。

また近年の研究では、上の血圧が１３０未満だと心不全、腎不全、脳卒中のリスクが下がると言われており、本当に理想の話にはなりますが、血圧は**120台でキープしておけるとなお良い**でしょう。

危険な状態としては、160台以上が続いている場合は必ず病院に行ってください。放置厳禁です。

また180台の人は、悠長なことは言っていられません。すぐ病院に行きましょう。おそらくすぐに治療が始まることが多いと思います。

また、人間ドックの結果ではっきりと高血圧と宣告された人をはじめ、**血圧計は一家に1台**持っておきましょう。

血圧は人間ドックで測る場合、自宅で測る場合、銭湯で測る場合など、その時の状況によって異なる数値が出ることがあります。

そしてこの中で最も重要視すべきは「自宅」での血圧、医学用語でいうところの**「家庭血圧」**です。それも当然で、血圧は血管の壁を慢性的にじわじわ傷つけていくのが良くないのです。

だからこそ、その工程が最も起こっているのが、おそらく1日の中で一番長く過ごす「家」なのです。だから、家庭血圧は非常に重要なのです。

人間ドックをきっかけに高血圧が見つかった人、少し血圧が高めだった人は血圧計

を購入して、自宅で1か月に1回くらいは測定するようにしましょう。

HbA1c

次に「HbA1c」です。

「HbA1c」、この言葉の意味、そもそも説明できるでしょうか？

できない人は、やや勉強不足かもしれません。

もし、人間ドックを熱心に受けているのに、この言葉の意味がわからないという人は、言語道断というか、それでは高いお金を払って人間ドックを受ける意味もないレベルだと思います。

とはいえ、知らなければここで学んだら良いだけの話なので、ぜひ覚えてください。

このHbA1cとは、**「1〜2か月の間の血糖値の平均値」**を表しています。

糖尿病の診断の基準となる項目で、読み方は**「ヘモグロビンエーワンシー」**です。

しかし、どのみち血糖値を測定するにもかかわらず、なぜ血糖値だけではいけないのでしょうか？

その理由としては、**血糖値は「波」のように変動する**ことが挙げられます。食事を摂取すれば血糖値は一気に上がりますし、栄養を摂取できない人は低血糖状態に陥ることもあります。

人間ドックが空腹の状態で来院してもらうものなのも、できるだけ一定の環境下で、血糖値をフェアに測定するためなのですね。

しかし、血糖の状態は人間ドックのその「瞬間」だけでは一概に評価はできません。だからこそ血糖値としての「点」だけではなく、1～2か月間の血糖値の平均値であるＨｂＡ１ｃを用いて「線」で評価することで、より正確な血糖の状態を把握することができるのです。

血糖値だけなら多少食事などを調整することでごまかせますが、ＨｂＡ１ｃをごまかすことはできません。

さて、ではこのＨｂＡ１ｃの数値は、どのように読み解いたら良いのでしょうか？

まず、**「6・5」を超えるようなら、いったん病院に行ってほしい**と思います。というのも糖尿病の診断基準に6・5を超える、というのが一つの要素として明確に記されているからです。

6・5を超えているだけで糖尿病確定、というわけではないのですが、糖尿病の疑いは捨てきれませんし、一度医師の診察を受けるべき状態であることに変わりはありません。

また**「5・7〜6・4」の間の人たちも、油断は禁物というか、既に要注意な状態です。**

この間の人々は、通称「糖尿病予備軍」と呼ばれています。

この糖尿病予備軍という言葉は正確な医学用語ではないのですが、あと一歩踏み込めば糖尿病になってしまう、という意味です。

そして予備軍という呼び方から「ギリギリセーフ」と安心しがちなのですが、実は予備軍の人は「ギリギリアウト」と思ったほうが良いのです。

というのも、この予備軍に該当した時点で、心筋梗塞や脳梗塞のリスクが上昇した、という論文も存在しており、既に動脈硬化が進行するリスクがあると考えたほうが良いのです。

「糖尿病」という名前の病気ではありますが、この病気の本質は尿に糖分が多く混じることではありません。

そうではなく、**血管の中で過剰な糖分が内側の壁を傷つけ、動脈硬化が進行することが最も深刻**なのです。

当然、多ければ多いほど良くないのですが、このダメージが予備軍の状態でも見て見ぬふりはできないということなのです。

できればこの予備軍の状態からも脱却する、すなわち**数値を5・6以下でコントロールしていけるのがベスト**でしょう。

コレステロール（LDL／HDL）

健康診断の結果が返ってきて、「コレステロールが高い、低い」と一喜一憂している人がいますが、ちゃんとコレステロールについて正しい項目を確認できているでしょうか？

コレステロールには大きく分けて2種類あります。「LDL」と「HDL」です。

誰が名付けたのかは知りませんが、日本ではLDLは通称**悪玉コレステロール**、HDLは**善玉コレステロール**と呼ばれています。

この言葉は非常にわかりやすく、一般の方もイメージを捉えやすい良い表現なのですが、一部正確ではないです。

というのも、**LDLは「過剰にありすぎる場合のみ」悪玉**、つまり体に害を及ぼすのですが、普段はホルモンを作ったり、細胞に必要な細胞膜を生成したり、さらにはコレステロールを運搬するなど様々な仕事をしている働き者なのです。一応、LDLの名誉のために解説しておきます。

とはいえ、数値が高く、量が過剰になってしまえば、LDLは悪玉に変貌を遂げます。

LDLが過剰だと、人手が余ってしまい、仕事のない余分なLDLは暇を持て余して血管に沈着するのです。

そして最終的に、その沈着した物質が積み重なっていくと、血管を完全に塞いでしまうことがあります。

心臓の血管で起きれば心筋梗塞、脳で起きれば脳梗塞の出来上がりです。

この状態は必ず防ぎたいところです。

一方、善玉のHDLのほうは、この血管の壁に蓄積した余分なコレステロールを回収する**「ゴミ収集車」のような役割**を果たしています。

ＨＤＬの量が少ないと、回収が遅れてしまい、結局ＬＤＬが増えた時と同様に、血管にゴミが蓄積していくのです。

そのため、**ＬＤＬは多いと良くないし、ＨＤＬは少ないと良くない**のです。

まずはこのポイントを押さえておいてください。

では、ＬＤＬとＨＤＬはどの程度の数値を目指せば良いのでしょうか？

まず**ＬＤＬの基準値は「１４０」**になります。

１４０を超えたら、できるだけ基準値内にコントロールする努力を普段の生活の中で行っていきましょう。

要注意な数値のラインとしては、「１６０」です。

ＬＤＬが１６０を超えると、心筋梗塞などの心臓病のリスクが２・６倍に、１８０を超えると５・７倍になったという結果も存在します。

高ければ高いほど良くないし、可能であれば１４０を切った状態を保っていきたいところです。

そして**HDLの基準値は「40」**です。

40を切ってしまうと体内がゴミ収集車不足になってしまいますので、気をつけましょう。

中性脂肪（TG）

中性脂肪も、LDLと同様、**「体には必要だが、過剰になると害を及ぼす」**類の存在です。

健康診断の結果においては、TG（トリグリセリド）と表記されていることもあります。

中性脂肪は、普段我々のエネルギー源として、糖分が足りない時などに活躍する存在です。

また体温調節にも一役買っているのです。

しかし、中性脂肪も溜まりすぎるとLDLと同様に動脈硬化のリスクになります。

そして動脈硬化だけではなく、分解されることでカルシウムと結合し、過剰になると膵臓の細い血管を詰まらせ「急性膵炎」という炎症を引き起こすこともあります。
膵炎は激烈にお腹や背中が痛くなる、命に関わる病気です。

では、中性脂肪はどのくらいの数値だとマズいのでしょうか？
まず、**基準値は150**です。150以下なら一安心です。
そして、300を超えると心臓病のリスクが約2倍になるというデータもあります
し、急性膵炎のリスクは500を超えると上昇するという論文も存在します。
500は絶対に超えてはいけないし、300も切りたい。
できれば150以下にしたい、といったところで覚えておいてください。

尿酸値（UA）

尿酸値（UA）はよくよく注視してほしい項目です。
というのも、血液検査の生活習慣病に関連した項目の中で、異常を放置していると
「最も早く症状を引き起こす」ことが多いからです。

ＬＤＬや血圧の異常を放置した結果、引き起こされるのは心筋梗塞や脳梗塞など命にかかわる疾患が多いですが、尿酸値が引き起こすのはその一歩手前の病気、「このまま放っておくとあなたの体、ヤバいですよ」と伝える役割のある病気です。

具体的には、**痛風発作**や**尿管結石**です。

どちらも急に発作が起き、大の大人の男性が苦悶の表情でうつぶせのまま救急搬送されてくることもあります。

これらの病気が起こるということは、体の中で尿酸が「結晶化」し、固まりだしているというサインの可能性があるのです。

痛風も結石も激烈な痛みを伴うために目が向けられやすいのですが、むしろ他の臓器への影響のほうを注視してほしいのです。

尿酸は「活性酸素」と呼ばれる動脈硬化につながる成分を生み出します。

また、尿酸の結晶が腎臓に沈着し、炎症が起きる「痛風腎」という状態になると、腎臓の機能がどんどん落ちていってしまうのです。

だからこそ、痛風や結石の危険信号が起こる前に尿酸値を下げておきたいし（何より激烈な痛みを回避したいはずです）、起きてしまったならそれを機に生活で改善できるところの対策をとるべきなのです。

尿酸値に関しては、**基準値は「7」**です。

そして7を超えれば超えるほど、痛風などの病気が起きる可能性が上昇していきます。

数値が7台の人の5年間の痛風発症率は2％ですが、9台で20％、10以上で30％と上昇していきます。

できる限り7を切った状態でコントロールし、痛風発作や尿管結石を予防するのが理想的なのです。

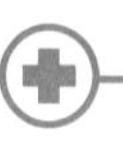

4つの生活習慣病の異常を放置した末路

ここまで紹介した高血圧、糖尿病、そして脂質異常症、高尿酸血症。この4つの病気の指標は確実にチェックしておいてほしいと思います。

そして、これらの生活習慣病の指標を放置すると、どのような状態が起こるのでしょうか？

まず、すべてにおいて言えるのが、端的に言えば**「血管がボロボロになる」**ということです。

これらはすべて動脈硬化を進行させ、抱えている数が多いほどそのスピードは速まるでしょう。

もちろん遺伝の要素もあるので決めつける話ではないのですが、朝起きたらたばこの一服から始まり、仕事前は甘ったるい缶コーヒーからスタート、昼食は同僚と家系ラーメンを食べに行き、夜遅くまで残業をしながらエナジードリンク、夜ご飯は遅めで、接待での飲み会も多く、帰るのは深夜2時くらいで睡眠時間は4〜5時間、こんな人は生活習慣病を抱えやすいでしょう。

また、糖尿病に関して言えば、視力が落ちたり、物がかすんで見えたりしてしまう「糖尿病網膜症」や、透析導入の原因の約4割を占める「糖尿病性腎症」、他にも手足のしびれ、免疫機能の低下、のどの渇き、といった様々な症状を引き起こすことがあります。

これらの症状が起きてから病院に駆け込むようなら、人間ドックを受ける意味はありません。

ここで紹介した基準値に引っかかった人は、すぐに受診をしてほしいですし、そうでなくても基準値を少し超えている人や、糖尿病予備軍の人はしっかりと普段の生活での対策をしていってほしいと思います（普段の対策は第5章を参照してください）。

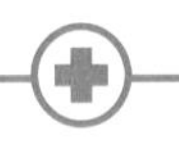

血液検査でわかる不調のサイン項目

AST（GOT）／ALT（GPT）

ASTとALTという言葉をご存じでしょうか？

こちらは主に**「肝臓の酵素」**を示すものになります。

主に、と書いたのは、ASTに関しては肝臓だけでなく、心臓や筋肉にも含まれているからです。

例えば、筋力トレーニングをした後に採血検査をすると、ＡＳＴが上昇していることがあります。

基準値としては、まちまちですが30～40程度とされています。

ＡＳＴにしても、ＡＬＴにしても、**50を超えていると少し警戒をしたほうが良い**でしょう。

そしてこの数値が高いとどんな病気の可能性があるかというと、「脂肪肝」です。

脂肪肝とはその名の通り肝臓に脂肪が蓄積してしまう病気ですが、名前以上に警戒しなければならない病気です。

というのも、肝臓に蓄積した脂肪は「炎症」を引き起こし、肝臓でボヤ騒ぎを起こし、最終的に肝臓の細胞が死滅してしまう「線維化」という状態になってしまうのです。

脂肪が蓄積しているだけなのですが、油断はできません。

脂肪肝については、後ほど紹介する「腹部超音波検査」でその状態を確認することができます。

超音波で肝臓を観察してみて、もし肝臓が白くキラキラと光るようなら、それは脂肪です（英語でbright liver、「輝いた肝臓」といいます）。

この肝臓の酵素が上がっている人、あるいはＢＭＩ（ボディマス指数：肥満度を表す体格指数）が25以上の人は腹部超音波検査を検討して良いでしょう。

ヘモグロビン（Ｈｂ）

ヘモグロビン（Ｈｂ）の数値も見逃せません。

よく、一般的には校長先生の長話などで倒れてしまうことを「貧血」と呼びますが、あれは正確には貧血ではなく、神経の調整機能が狂ってしまうことなどが原因です。本物の貧血は、ヘモグロビンを見なければわかりませんし、場合によっては貧血には重大な病気が隠れている恐れがあります。

そもそもヘモグロビンの役割とは、**「全身に酸素を行き渡らせること」**で、鉄を含む「ヘム」とタンパク質の「グロビン」で構成されています。

そして、このヘモグロビンの数値が何らかの原因で低下してしまうことが本当の

「貧血」です。

原因は様々あるのですが、構成成分の鉄分が不足してしまう「鉄欠乏性貧血」という種類が最も多く見られます。特に、女性の場合は生理の出血により鉄分を失いがちで、ある程度Ｈｂの数値が低いのが当たり前な人もいて、健康診断で貧血を指摘されても「またか……」とスルーしてしまう人も中にはいるでしょう。

ヘモグロビンの基準値としては、世界保健機関（ＷＨＯ）のものでは、**男性は13、女性は12、妊婦・高齢者は11を下回ると貧血に該当する**と言われています。

ひとたび貧血になってしまうと、氷が食べたくなる「氷食症」という状態や、疲れ、倦怠感、息切れといった症状が起きやすく、コンディションに直結します。

また、爪の中央部分が凹んでしまう「スプーン爪」という状態も貧血により引き起こされます。

後述しますが、オプション検査のフェリチンの項目もチェックしてみても良いでしょう。

男性の場合は、生理がなく、日常的に出血することがないからこそ、貧血があった場合は特に要注意。

他の部分、例えば大腸がんや胃がんからの出血によって、貧血になってしまっている場合があります。少なくとも男性であろうと、女性であろうと**数値が1桁になったら必ず受診をしたほうが良い**でしょう。

女性であれば子宮にできる腫瘍である子宮筋腫や、過多月経の影響のことが多いので、婦人科を受診するのも手ですし、まずは内科の受診でも構いません。

貧血の治療をすることで、疲れやすかったコンディションが改善することもあれば、重大な病気の発見につながる場合もあります。必ず見逃さないようにしましょう。

クレアチニン／GFR

クレアチニンも、その検査の意図が少しわかりにくい項目になります。

まず、そもそもクレアチニンとは何かというと、**運動などをした後に筋肉から生じる「ゴミ」**のことです。

このゴミであるクレアチニンを測定することで、一体何がわかるのでしょうか？

それは「腎臓」のはたらきです。

というのも腎臓は「ゴミ処理場」の仕事をしている臓器なので、「血液の中にゴミがどのくらい残っているか」→「ゴミ処理場がどれだけしっかり稼働できているか」を把握する指標になるのです。

しかし、クレアチニンのわかりづらさに影響しているのが、**人によって基準の数値が違う**ところ。

なぜなら、筋肉から生じるものなので、当然筋肉量の多い人は、その分多く出やすいですし、少ない人は少なめの数値が出ます。

例えば、20代男性のウエイトリフティングの選手と、50代の主婦では、そもそも基準値が全然違いますし、腎臓の機能がどちらも正常だったとしても、前者の方の数値は上がります。

クレアチニンの**おおよその基準値は男性で0・8、女性で0・6**と考えてもらえれば良いですが、個人差があるのは否めないでしょう。

そこで、さらに細かく腎臓の機能を把握するための指標が「GFR」になります。

GFRとは、この**クレアチニンの数値を年齢・性別で調整したもの。**

より個人差を反映した指標になり、このGFRが**45を切っていると腎臓病の疑い**

がありますので病院に行くようにしましょう。

人間ドックによっては、クレアチニンの数値しか載っていないこともありますが、その場合は日本腎臓学会が作った測定ツールがありますので、そちらで数値を入力すればすぐ計算できますのでやってみましょう（https://jsn.or.jp/general/check/）。

クレアチニンやGFRの数値は、コレステロールの数値などと比べると少し地味で、あまり気にかけない人も多いですが、数値の悪化を放置していると、腎臓の機能がどんどん落ちていき、最終的に人工透析が必要になってしまう場合もあります。

しっかりと見逃さないようにしましょう。

蛋白／アルブミン

健康診断でよく見かける「蛋白」「アルブミン」という言葉。

しかし、ほとんどの人が、この項目をスルーしてしまっているのではないでしょうか。

確かに、ほとんどの人には異常を認めない項目という側面もあるのですが、せめて意味するところは知っておいてほしいです。

まず、「蛋白」については、そのまま文字通り血液の中のタンパク質の量のことです。

では、「アルブミン」とは一体なんなのでしょうか？

簡単に言えば、こちらは「タンパク質の代表選手」です。

血液中のタンパク質は１００種類以上あるのですが、その中で約60％を占めるのがこのアルブミン。

タンパク質の総量と、その代表選手を並べているわけです。

蛋白とアルブミンについては、数値が上がっている場合にも病気が隠れていることはあるのですが（タンパク質÷アルブミンの数値が4以上だと、白血病の仲間の病気が隠れている場合などがあります）、かなり珍しいものになります。

なので、基本的には**「数値が下がっている場合」**を注目してほしいです。

では、どんな時に数値が下がるのでしょうか？

まず、一つ目は「タンパク質が上手く作れなくなってしまった時」です。

当然、生産量が減ってしまえば、血液の中のタンパク質の量も減ってきてしまいます。

では、タンパク質はどこで作られているのかというと、「肝臓」になります。

肝臓にはアルブミンをはじめとしたタンパク質の工場としての役割があるのですが、肝臓の機能が落ちてしまうと上手く作れなくなり、数値が下がっていってしまいます。

二つ目が、「タンパク質が体の外に余分に出ていってしまう時」です。

こちらは後述する「尿タンパク」の項目で説明しますが、腎臓の機能が落ちてしまい、尿にタンパクが漏れてしまっている状態です。

この場合は血液の中のタンパク質の量が減ってしまう代わりに、尿タンパクが増えることがあります。

異常値を示すことが少ない分、異常がある時は特に優先的に病院に行かなければならない項目です。

具体的には**蛋白の数値が5以下、アルブミンの数値が3以下の時は、このような肝臓や腎臓をはじめとした病気が隠れている場合があります。**

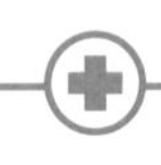

尿からわかる検査項目

血液検査の次は、尿検査についての説明になります。

尿からもわかる情報は多いです。

尿タンパク／尿潜血

まずチェックしたいのは「尿タンパク」。

大原則として、正常な状態であれば、本来尿にタンパクは漏れません。

というのも、人間にとってタンパク質は必要なものであり、腎臓の「濾過機能」によってふるいわけされ、体でリサイクルされるものだからです。

しかし、腎臓に何かしらの異常が起こると、このふるいわけの精度が落ちてしまい、タンパクが尿に漏れてしまうことがあるのです。

尿タンパクではこのサインを鋭敏に捉えています。

尿タンパク質検査は−、±、**＋1、＋2、＋3の5段階**に分けられます。

＋3なら言わずもがな、タンパクがだだ漏れになっている可能性があるので必ず検査が必要ですし、＋1でも再検査をして、ホンモノの病気が原因かどうか確認してほしいところです。

運動した後や、タンパク質を多く摂取した後などでも＋に出ることはあるので、再検査をして問題なければいいのですが、再検査をしないとわかりませんから、油断はしないようにしましょう。

尿タンパク以外にも、中高年以上の方は**尿潜血検査**も見ておきたいところです。

特に**「中高年以上の喫煙者」の尿潜血が陽性であれば、再検査を受けるべき**。

尿潜血が陽性ということは、腎臓、尿管、膀胱、尿道という尿の通り道で何か異常が起きている可能性があります。

そしてその異常の原因の中で、気をつけたいのが「膀胱がん」です。

膀胱がんでは、腫瘍から出血が起こり、その血液が膀胱で尿と混じり合い潜血陽性になります。

そして、喫煙は膀胱がんのリスクを約2倍上げるとされています。そのため喫煙者は特に注意が必要なのです。

状況によっておすすめする オプション検査項目

次に紹介するのは「オプション検査」についてです。

必ずしも全員が受ける必要はないと思いますが、時に症状がある時に測定をしてチェックしておいて良いものも、人間ドックには存在しています。

海外であればなかなか自分の意思で受けることは難しい、こういった細かい検査も選択できてしまうのが日本の人間ドックの魅力です。

とはいえ、事前知識がないとどの検査を受けたら良いかなかなか選択しづらいですし、漫然と毎年のようにオプション検査を受け続けるのは、あまりおすすめできません。

この項で、どういう時に、どの検査を選択するべきなのか一度ざっと確認してみてください。

甲状腺（T3／T4／TSH）

まずは甲状腺の機能を調べる検査についてです。

血液検査で、甲状腺ホルモンであるT3、T4、TSHといった値を調べることができます。

T3やT4と言われても、あまり聞きなじみがないでしょう。

この甲状腺の検査項目は、下手したら一生測定しない人もいるのではないでしょうか。もちろん症状がなければそれでいいのですが、症状を感じている人にとっては、検査して病気が見つかって、治療をすることで悩みが解消される場合もあります。

甲状腺とは、のどぼとけの部分にある、蝶々のような形をした臓器です。

細胞の代謝や、胃腸・心臓の動きを活発にする「**甲状腺ホルモン**」を作っています。

そして、特に中年女性に多いのですが、この甲状腺に異常を来し、ホルモンのバランスが崩れることがあります。

甲状腺の機能が落ちた場合は「**橋本病**」と呼んだり、機能が上振れしてしまった場合は「**バセドウ病**」と呼んだりします。

病名自体は一度は耳にしたことがあるでしょう。

橋本病では、気分の落ち込み、だるさ、疲れやすさといったまるで「うつ病」のような症状を引き起こしたり、代謝が落ちて体重が増えたり、むくみ、便秘になったりします。

バセドウ病ではほてり、多量の汗、動悸といったまるで「更年期障害」のような症状が出現したり、代謝が上がり過ぎて体重が減ってしまったりすることもあります。

特に気になる症状がなければ検査を追加する必要はないのですが、もしあれば一度チェックしてみても良いでしょう。もしかしたら治療が必要な状態かもしれません。

フェリチン

次は先ほど、貧血のところでもちらっと触れたフェリチンについてです。

ただ、そもそもこの単語自体を知らない人もいるでしょうから、単語の意味から解説していきます。

まず、話は変わりますが、脂肪はなんのために存在するのか知っていますか？

脂肪には人間が飢餓の状態になり、エネルギーが不足してしまった時に使用するための「備蓄品」としての役割があります。

そして実は、**鉄にもそんな「備蓄品」として倉庫に貯められているものがあり、それがまさに「フェリチン」なんです。**

例えば生理の出血量が増えてしまうなどが原因で、ヘモグロビンの量が減ってしまった時には、まさにこのフェリチンの出番で、フェリチンを素材にしてヘモグロビンを補充していきます。

しかし当然、倉庫の在庫も無限ではありませんので、このような状態が長く続くと、フェリチンのストックはなくなってしまいます。

フェリチンがなくなってしまうとヘモグロビンを補充することもできなくなり、ヘモグロビンの数値も下がっていくのですが、この途中の過程ではどうなっていると思いますか？

要するに、フェリチンの在庫を消費し続けているためヘモグロビンの数自体は普通に見えるが、フェリチンのほうは明らかに少なくなっているという現象が起きるのです。

この状態を医学用語で「**潜在性鉄欠乏**」と呼び、フェリチンを血液検査で測定しないとこの状態になっているかどうかはわかりません。

もしフェリチンが少ない場合は、鉄分の多い食事やサプリメントで補う必要がありますし、そもそも子宮筋腫など根本の原因がある場合はそれを治療しなければなりません。

フェリチンが少ない状態でも疲れ、息切れ、だるさといった症状が起きることがあるので、こういった症状がある場合はフェリチンを測定してみても良いでしょう。

テストステロン

テストステロンという言葉は最近かなりメディアにも取り上げられているので、知っている人も多いでしょう。

このテストステロンの数値も、血液検査のオプションで測定できることがあります。

男性ホルモン自体は20代から30代をピークにしてじわじわ減っていきます。

テストステロンは精巣の「**ライディッヒ細胞**」という場所で作られているのですが、この細胞の数が年を重ねるごとに年々減っていってしまうのが原因。

もともと人間の寿命は50年くらいだったので、生殖機能としては十分だったのですが、**人間の寿命が延びるに伴って男性ホルモンの生産が追い付いていない状況**になっています。

そして一定のラインまで減った中高年のタイミングで何らかの症状を引き起こすことがあります。

症状としては性欲の低下、勃起不全（ＥＤ）が代表的。

他にもテストステロンが減少すると筋肉の量が減ったり、内臓脂肪が溜まりやすくなったりしてしまうという弊害もあります。

そしてテストステロンは「**社会性ホルモン**」と呼ばれており、**人間の**「**活力**」**に影響を及ぼすホルモン**でもあります。

加齢によってテストステロンの出る量が少なくなると、憂鬱な気分がしたり、やる気がなくなったりといったうつ病のような症状も出ることがあります。

こういった症状はいわゆる男性更年期障害（正確な医学用語ではＬＯＨ症候群）と呼ばれています。

もしこういった症状があり、テストステロンの数値が下がっている場合は「テストステロン補充療法」といってホルモンを補充する治療や、漢方薬を使った治療などを行います。

お困りの症状がある場合は、テストステロンの数値を測ってみても良いでしょう。

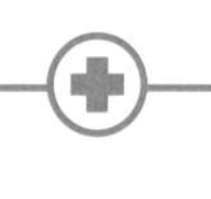

様々な検査でわかること

ここまで、生活習慣病関連の検査、オプション検査と紹介してきましたが、その他にも様々な選択肢が存在します。

腹部超音波検査

おそらく、腹部超音波検査で最も多くの人が指摘されるのが「**脂肪肝**」でしょう。肝臓に溜まった脂肪は放っておくと炎症を起こし、肝臓の組織を痛めつけていき、ひどい場合は最終的に「**肝硬変**」という状態になり、肝臓の組織がまともに仕事をしなくなります。この肝硬変の成れの果てが**肝臓がん**です。

BMIが高い人、肝臓の酵素の数値(AST/ALT)が血液検査で高い人、お酒を飲む量が多い人は腹部超音波検査を加えておいても良いでしょう。

他にも、肝臓の腫瘍、胆のうの結石や、膵臓の中の「膵管」と呼ばれる管が腫瘍の影響で広がってしまっている様子などを確認できることがあります。

脳ドック

脳ドックについては、脳腫瘍や脳動脈瘤の早期発見ができる場合もありますが、がん検診に比べるとすすめられるものでもありません。

というのも、そもそも脳ドックは世界的にデータに基づいて効果が証明されているようなスタンダードな検査ではなく、**日本特有で行われている検査**だからです。

脳ドックの歴史はまだかなり浅いです。

1980年代に脳ドックの前身となる脳動脈瘤検診が札幌で誕生して以降、全国的に広がっていき、1992年に日本脳ドック学会が生まれ一般的なものになりました。しかし、特にこの取り組みを論文化して世界で認められたというものではなく、むしろアメリカの予防医学専門委員会ではグレードD（行わないほうが良い検査）となっています。

とはいえ、中には脳ドックを受けて手術適応の大きな脳動脈瘤が見つかり、破裂する前に適切な処置を受けられた人もいますし、適切なデータがないから絶対受けるなという話ではないのですが、医師の立場からは誰かれ構わず受けてほしい、というような検査でもありません。

家族に脳動脈瘤の人がいて心配な方や、**一度自分の脳の状態を確認したいという欲求が強い方**は受けても良いのではないでしょうか。

心臓ドック

「心臓ドック」というメニューを扱っている人間ドックも存在します。

こちらは、様々な手段で心臓の状態を評価し、心筋梗塞や狭心症といった心臓の病気のリスク・可能性がないか確認していくものです。

具体的には、

●血圧測定
●心電図検査
●心臓超音波
●LOX-index検査

といったところです。

「心臓ドック」という評価の仕方の有効性を示す明確な指標はなく、決して万人にすすめるものではないのですが、時に動悸・胸の痛みといった症状がある方や、生活習慣病を複数抱えていて心臓病が心配な方は、やってみても良いかもしれません。

心電図検査

心臓の筋肉には電流が流れていて、そのおかげで人間の心臓は24時間365日動き続けることができます。

心電図検査では、両手と両足に電極を取り付け、胸に吸盤を貼り、心臓の電気の状態を評価します。

不整脈が存在する場合は、この心電図の検査で検出することができます。

例えば、不整脈の中で最も多いとされる「心房細動」という不整脈は、**放置しておくと脳梗塞を引き起こす**こともありますので、指摘されたら必ず病院へ行きましょう。

ただし、心電図検査は「その瞬間存在する」不整脈しか検出することができませんので、検査したタイミングで不整脈が出なければ、見逃されてしまう場合もあります。

もし普段、動悸や胸の違和感が気になるのに、心電図で異常が出ない場合は、「ホルター心電図」と呼ばれる24時間心電図をつけっぱなしにすると、不整脈がある場合は取り逃さず検出する検査もあるので、そちらも検討しましょう。

LOX-index検査

この心臓ドックの一環として行われることがあるのが「LOX-index検査」です。

聞いたことのない人もいるかもしれませんが、普通のコレステロールなどの血液検査ではわからないような「変性LDL」と「LOX-1」という成分を検出し、これらの数値を見ることで**脳梗塞や心筋梗塞のリスクがわかる**、という検査です。

このLOX-index検査については、脳ドックと同様に世界では標準的には実施していない、日本独自のものになります。大規模なデータでの死亡率低下などの有効性が示されているものでもありません。

もし興味があれば受けてみても良いかもしれませんが、個人的にはコレステロールの数値を確認するくらいで十分ではないかと感じています。

ＡＢＩ検査／ＰＷＶ検査

ＡＢＩ検査は、ずばり**「足の動脈硬化」の指標になる検査**です。

心臓や脳と比べると、「足」の動脈硬化は少し地味な印象があるかもしれませんが、最悪の場合、足が腐ったり、切断を余儀なくされたりする恐ろしい病気です。

足の動脈硬化のことを、医学用語で「閉塞性動脈硬化症」、通称ＡＳＯと呼びます。

足の動脈硬化が進行して血管がだんだん細くなっていくと、上手く筋肉に血液が送れなくなります。

そのため血液から上手く酸素を筋肉に引き渡せなくなり、その影響で筋肉が悲鳴をあげ、ふくらはぎの強烈な痛みに襲われることもあるのです。

このような恐ろしい足の動脈硬化の進行状態を確認するためにＡＢＩ検査を行います。

検査自体は非常に簡単で、両足と両手の血圧を測定して、その数値を割り算します。

人間の体は基本的に腕より足のほうが血圧が高いので、足の血圧÷腕の血圧を計算すると数値は1以上になるはずなのですが、足の動脈硬化が進むとだんだん足の血圧の数値が下がってきます。

そして、この数値が**0・9を下回ると足の血管が狭くなっている可能性が高い**、ということになります。

また、ABI測定の際に一緒に測定できるのが、PWV（脈波伝播速度）というものです。

このPWVでは、心臓がドックン、ドックンと拍動してから、その拍動が腕や足に到達するまでの速度を測ります。

動脈硬化が進んでいる、いわゆる「硬い」血管のほうがその速度が速くなることから、動脈硬化の進行具合を確認することができます。

心臓CT

心臓のCT検査も心臓ドックでは行われることがあります。

心臓CTでは、主に「**冠動脈**」と呼ばれる心臓自体を栄養している血管を観察していきます。

CTを撮影すると、この冠動脈の部分が「石灰化」といって白く見えることがあります。

血管には最初はコレステロールが沈着していくのですが、時間が経つとカルシウムに置き換わり、カルシウムを主成分とする「石灰」に置き換わっていくのですね。

この**「石灰化」がどのくらい進んでいるのかを確認する**のが心臓CTです。**「カルシウム・スコア」**と呼ばれる、画像上で石灰化している部分の面積や量を計算して、数値化したものを比較します。

このスコアが**高い人ほど、心筋梗塞のリスクが高い**という結果になるのです。

骨密度検査

骨も守っていきたい大事な要素です。

「骨粗しょう症」になってしまうと骨折のリスクが上昇し、ちょっとした転倒で足の骨を折り、寝たきりになってしまう場合もあります。

これには男女差があり、男性では70歳を超えると骨密度が低下してくることが多いのですが、女性はもう少し早期から注意しなければいけません。

女性の骨と関わる大変重要なイベントが「**閉経**」です。

人間の骨は、恒常的にずっと同じ状態なわけではなく、新陳代謝を繰り返しています。

具体的には、「破骨細胞」と呼ばれる古くなった骨を破壊する細胞と、「骨芽細胞」と呼ばれる骨を新しく作り直す細胞が協力して、骨がいつもしっかりと丈夫な状態を保ち続けていられるわけです。

しかし、破骨細胞は時にやり過ぎて、過剰に骨を破壊してしまうことがあります。

そして、この破骨細胞の監視役が「**エストロゲン**」という女性ホルモンで、しっかりとエストロゲンが管理することで女性の骨は丈夫な状態を保ち続けられます。

しかし、閉経が近づくと、このエストロゲンが卵巣から分泌される量は減ってきてしまいます。さらに閉経してエストロゲンが出なくなると、このバランス調整が上手くできなくなり、骨がもろくなりやすくなってしまうわけです。

骨がもろくなっても症状として現れることは少ないので、人間ドックでの定期的な検診が大事になってきます。

「YAM」と呼ばれる、若い成人の骨密度の平均数値の**80%より低い値が出ると、精密検査が必要になる**ことがあります。

眼底検査・眼圧検査

人間ドックでは眼の状態も確認しておくと良いでしょう。眼の検査には視力検査だけではなく、「眼底検査」というものがあります。

職場の定期健康診断では、視力検査しか行わないことが多いかもしれず、あまりなじみがないかもしれませんが実はこの「眼底検査」、結構重要な検査なのです。

眼底検査では、**眼の奥に光を当てて、眼の血管や神経の状態を確認**します。

眼底、文字通り眼の底の網膜を確認する検査で、そこには病気を早期発見するための情報が詰まっています。

眼底検査を行うことで、**白内障**や**緑内障**といった、年をとってくると罹患しやすい病気の兆候を捉えることができます。

特に緑内障は失明の恐れもある病気ですので、**早めに発見することが重要**です。

また、緑内障の早期発見において重要なのが、「眼圧検査」です。

眼の圧力である「眼圧」が高い場合は、視神経が障害されやすくなり、緑内障のリスクが上がってしまうため、眼圧を下げる治療を行うことがあります。

例えば高血圧も、血圧が高い状態のままにしておくと血管を傷つけ、動脈硬化が進行してしまうので、薬で血圧を下げます。

緑内障でも同じように、眼圧を下げることで視神経へのダメージの蓄積を軽減することができます。

眼の病気の早期発見をするためにも、これらの眼底検査・眼圧検査を取り入れてみても良いでしょう。

遺伝子検査

最近話題に上りやすいのが「遺伝子検査」です。

遺伝子検査とは、血液や口腔内の組織など、体の一部を採取し、その遺伝子を解析し生活習慣病やがんのなりやすさを判断するというものです。

「ＤＴＣ遺伝子検査」と呼ばれたりします。

「自分の遺伝子を丸ごと解析する」という行為は非常に近未来的で胸が躍りますよね。

しかし、残念ながら、ＤＴＣ遺伝子検査の精度は確立されていません。

正直言って医療者からすると**「占い程度」**の検査です。

というか、占いのように半信半疑の状態でやってもらえるなら良いかもしれませんが、精度もはっきりしないのに、「検査」という名目で、がんのリスクが高い、といった結果になってしまうと、いらぬ心配をする羽目になります。

現に、アメリカではＤＴＣ遺伝子検査の妥当性が証明できないとして実質的に検査は禁止されています。

ただ、そのようにアメリカで禁止されているからこそ、自由に遺伝子検査を行うことができる日本での「遺伝子ビジネス」は過熱していて、話題に上りやすいのです。

もちろん、今後「遺伝医療」の動向には大きな期待が集まります。

ただ**現段階ではエビデンス的に有益とされる遺伝子解析の方法は確立されていない、**ということです。

ただし、「家族歴」、すなわち**血のつながった家族の持っている病気が遺伝しやすいのは事実**です。

例えば一部のがんは、家族にそのがんにかかった人がいれば、リスクが上昇する場合があります。「がん家系」とも言いますよね。

「悪玉コレステロール」であるＬＤＬコレステロールは、余分な分は「ＬＤＬ受容体」というところで破壊され、調節される仕組みになっています。ところが、遺伝子の問題でこの仕組みが機能しないためにＬＤＬコレステロール値が上昇してしまう「家族性高コレステロール血症」という病気があります。

この場合は、非常に規則正しい生活習慣をとっていても、人間ドックでＬＤＬが高い数値で引っかかってしまうことがあります。

他にも、糖尿病には1型と2型があり、2型の糖尿病は遺伝の影響が大きいのです。

特に日本人に関して言えば、東京大学や大阪大学などが共同で行った研究では、日本人を含む東アジア地域の7万7０００人の遺伝子を解析し、１８３の遺伝子領域が2型の糖尿病と関係しているとわかりました。

糖尿病や脂質異常症は「生活習慣病」とあたかも生活習慣が乱れている人だけの病

気と思いがちなのですが、**遺伝子の影響でそもそもハンディキャップを背負っている人々が存在する**、ということはよく覚えておいてほしいですし、もしかしたら自分がそのような遺伝子の十字架を背負っている場合だってあります。

残念ながらそういった遺伝子の働きを変化させる治療法は現代の医学ではまだ開発されていないので、できるだけ普段の生活習慣を正していくしかありません。遺伝子についてはこのように人それぞれスタート地点が違うということは覚えておきましょう。

第3章

がんの早期発見には欠かせない「がん検診」のいろは

こちらは中高年にとって必ず理解しておいてほしい内容になります。

がん検診は、一部を除いて基本的に**「病気（がん）を早期発見するための」検査**です。がんの進行度や大きさによって、手術できるかどうかをはじめとした治療法が変わってきます。

がん検診は非常に重要です。

がん検診の大原則を一つ挙げるとすれば、それは**「年齢によって受けるべき検査が分かれる」**ということです。

一つ質問をします。

あなたは20代の、特に家族に病気の人もいない女性が、がん検診を受ける必要があると思うでしょうか。

おそらくこの問いには、多くの方が首を横に振ると思います。

なんとなく感覚的に理解されていると思うのですが、20代で体内にがんが潜んでいる可能性は、もちろん0ではないのですがかなり低いわけです。

しかし、「いや、デメリットはないかもしれないけど、可能性は0ではないのだから受けたい人は受ければ良いのでは？」

こう思われる方もいるでしょう。

しかし、答えは否。

デメリットは存在します。

その背景では**「偽陽性」**という概念を知る必要があります。

偽陽性とは、まさに「偽」の陽性、つまり「本当は陰性＝がんがないのに、間違って検査の結果が陽性に出てしまう」ことです。

そして、いったん検査で陽性に出てしまうと、どうしても精密検査を検討しなければいけなくなります。

精密検査では組織を採取するなど侵襲性の高い検査もあり、そのせいで合併症を引き起こすというデメリットがここで存在してしまうわけです。

こういった背景から、がん検診に関しては**大規模なデータを研究して、慎重に年齢に合わせた推奨すべき項目が設定されています。**

この章ではそういったがん検診のいろはについて解説していきますから、人間ドックを申し込む前に一通り読みこんでおいて、自分が受けるべき、あるいは内容を理解した上で受けたい検診を整理してみてください。

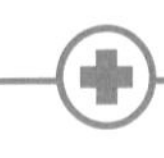

胃がん検診

日本人の胃がんの死亡数はがんの中で3位、罹患数も3位です。

身近ながんなのでしっかり対策をしましょう。

まず、胃がん検診には胃がん自体を「予防」するための検査と「早期発見」するための検診に分かれます。

予防のためのピロリ菌検査

最初に、胃がんを予防するための検査についてですが、こちらが「ピロリ菌検査」です。

ピロリ菌というのは顕微鏡で見るとまるでミドリムシのような形をしている細菌で、「胃酸を中和する」という特殊能力を持っており、胃の中でのうのうと生き続けることができるのです。

胃の中で住んでいるだけならまだ良いのですが、病原性をもつタンパク質を胃の内側の壁に注入するというなんとも恩知らずな細菌で、この**ピロリ菌が胃がんの原因の9割方を占める**とされています。

そして良い情報としては、このピロリ菌は現代の若者においては感染者が格段に減っているということです。

ピロリ菌は昔の井戸水や、衛生環境の悪い水などから感染するもので、現代の衛生環境はかなり改善されているので、必然的に感染者も減っているのです。

しかし、今の中高年にとっては話が別で、知らないうちにピロリ菌を体内に取り込んでいて、気づかないうちに胃を荒らされている恐れがあります。

なかなかピロリ菌の有無を確認する検査があるという事実を知らずに年月が経過してしまう場合もあり、ピロリ菌については本来早めに知っておいてほしいところです。

検査方法としては、**血液検査でピロリ菌に対する抗体を調べたり、尿検査を行ったりすることでわかります。**治療はピロリ菌を退治する抗生物質を使用します。

実はピロリ菌除菌の有効性についてはまだ論文としては決着がついていない（既に

胃を荒らされてしまったなら、除菌しても意味がないのではないかという意見もある）のですが、個人的には自分だったら胃がんのリスクを上げると確実にわかっている細菌が体の中にいたら、除菌しておきたいなあ……と思うところであります。

あなたはいかがでしょうか？

早期発見のためのバリウム検査と胃カメラ検査

次に、胃がんを早期に発見するためのお話です。

ピロリ菌を除菌したから、あるいはピロリ菌に感染していなかったから胃がんには絶対ならない、というわけではないので、胃がん検診は2段構えで受けておきましょう。

胃がんの検診には2種類あります。

それは「バリウム（胃レントゲン）」検査と「胃カメラ（内視鏡）」検査。

バリウム検査も胃カメラ検査も、受診することで男女ともに死亡率が下がったというデータも報告されており、どちらもおすすめできる検査です。

そこでよく話題に上りやすいのが、「一体どちらを受けるべきなのか?」ということ。どちらも有効性が示されている以上、どちらも受けるという選択でも良いのですが、どちらもある程度苦痛を伴うことが多い検査です(これについては第4章で後述します)。その上でどちらのほうが良いのか……と考えますと、正解はないですが**胃カメラのほうに軍配が上がりそう**です。

胃カメラの利点としては、**カメラが必ず通過するので、食道やのどの部分の異常があった時も発見できる**こと。これはバリウムでは無理です。

そして**異常を直接目で見て確認できる**こと。胃の内側の出っ張りやふくらみがあれば、そこから組織をとってきて悪性か良性かを調べる検査に回すこともできます。

また、バリウム検査で異常があった際も、結局次に胃カメラをやらなければならないというのもネガティブな要素でしょうか。

一方、バリウム検査の利点としては、「**胃を俯瞰して観察できる**」ということが挙げられます。

「スキルス胃がん」と呼ばれる、胃の壁全体に染み込んでいくようにして発生するタイプのがんだと、なかなか胃カメラで内側から見ただけではわからないことがあり、この場合はバリウム検査が活躍することもあります。

ですので一般的には胃カメラを選択される人が多いですし、利点も十分なのですが、バリウムが完全に劣る検査というわけではないことは覚えておいてください。

バリウム検査は40歳以上に毎年、胃カメラ検査は50歳以上に2年に1回、対策型検診として受診することができますので、対策型を利用する場合は年齢に応じて受ける検査を変えても良いかもしれませんね。

胃カメラであれば2〜3年に1回、バリウムであれば1〜3年に1回の検査が推奨されます。50歳以上の方は定期的に受けるようにしましょう。

大腸がん検診

大腸がんの死亡数はがんの中で2位です。非常に警戒が必要、かつ有効な検診が存在するがんなので、しっかりと対策をしておきましょう。

まず、結論から申し上げると、とにかく有効なのが**「便潜血検査」**です。

簡単に言えば検便です。

便潜血検査は、**便の中に混じった血の成分を検出**し、大腸がんの早期発見につなげるものです。

大腸がんではがんから血液の成分が漏れます。

このわずかばかりの血液が出ているか出ていないかを拾い上げ、**陽性の方は大腸カメラで中を覗き、がんの有無を確認する**という流れになります。

このように非常にシンプルな検査なのですが、大腸がんの死亡率がなんと20％低下したというデータもあり、アメリカの予防医学専門委員会でも、強く推奨する検査（グレードA）となっています。

そして、便潜血検査ははっきりとおすすめできる検査になるのですが、残念ながら日本では4割程度の方しか受けていない現状があります。

ぜひとも便潜血検査を受けてほしいと思います。

あえて欠点を挙げるとすると、慢性的に痔を抱えている方やクローン病など「炎症性腸疾患」という病気をお持ちの方にとっては少々使い勝手が悪いところでしょうか。

こういった方々はどうしても普段から便に血が混じりやすいので、毎回のように便潜血が陽性に出てしまうからです。

とはいえ、基本的には**便潜血検査が陽性であれば次の精密検査（大腸カメラ）のステップに進む**という認識で良いでしょう。

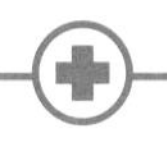

乳がん検診

女性のがんの中で罹患数1位の乳がん。こちらに関しても人間ドックを利用して、早期発見のための適切な対策を打っていきましょう。

まず、やはり乳がん検診の基本は「**マンモグラフィ**」です。

マンモグラフィとは要するに乳房のレントゲン検査で、**乳房を挟み込んで様々な角度からレントゲンを撮影**することで、乳がんの疑いがないかどうか確認していく検査になります。

この検査はどうしても専用の板で挟み込んでレントゲンを撮影しますので、痛みを伴う人もいます。

しかしマンモグラフィに関しても、行うことで死亡率が20%程度下がったというデータがあり、非常に推奨できる検査になります。

アメリカの予防医学専門委員会では50歳から、**日本では40歳から推奨**されています。

一点懸念されるのは、「高濃度乳房」の時はその価値を十分に発揮できない場合もあることです。

乳房の組織は大きく分けると「脂肪」と「乳腺」で構成されていて、人によって脂肪が多い人、乳腺が多い人とまちまちなのですが、この乳腺の割合が一定の基準値より多い人の乳房を「高濃度乳房」と呼びます。

マンモグラフィでは、乳がんの部分が白く、濃い影となって写ることでがんを発見できるのですが、乳腺についても白く写ってしまうため、がんがあったとしても同化して境目がわからなくなり、発見されにくくなってしまうのです。

高濃度乳房に関しては、人間ドックの結果に載せてくれないところもあるので、もしマンモグラフィの検査をして、結果のフィードバックを受ける機会がある場合は**自**

分が高濃度乳房なのかどうか聞いておくことをおすすめします。

また、このような高濃度乳房だとマンモグラフィの価値が発揮されにくくなってしまうので、**「乳房の超音波検査」のオプション**を付けてもいいと思います。

この乳房の超音波検査は、早期乳がんの検出率を上げたというデータもあります。全員が受ける必要はないと思いますが、高濃度乳房の指摘を受けた際の選択肢として持っておいても良いでしょう。

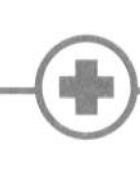

子宮頸がん検診

子宮頸がんは今後、罹患数の増加が予想されています。

というのも、「HPVワクチンの接種差し控え事件」が起きたためです。

このHPVというのは、ヒトパピローマウイルスというウイルスの略で、子宮頸がんの原因になるウイルスです。**95%はこのHPVが原因**です。

そしてこのウイルスの感染予防策としてＨＰＶワクチンは非常に有効なデータが出ています。例えばオーストラリアでは２０２８年までに新しい子宮頸がんの患者がいなくなる、とされているのですが、日本ではワクチンの副反応を過剰に取り上げるニュースによって厚生労働省が積極的な推奨を取りやめ、一時定期接種率が０・６％まで低下してしまったのです。

もちろん副反応が出た人をないがしろにするわけではないのですが、子宮頸がんは非常に恐ろしい病気で、罹患する年齢層も20〜50歳程度と幅広く、がんの末期には性器からの出血が止まらず、親御さんに見守られながらこの世を去ってしまうこともあります。

やはり両方の側面、そしてデータに基づいて考えると**ＨＰＶワクチンは接種を推奨したい**ところです。

そして今回の人間ドックの話に戻ると、今この本を読んでいる女性の中には、ＨＰＶワクチンを打っているという人もいれば、打っていない人もいるでしょう。

人間ドックでの子宮頸がん予防では、打っている・打っていないに関係なく（もちろん打っていたほうがリスクは低いですが）推奨される検診が２つあります。

それが**「子宮頸部細胞診」**と**「HPV検診」**です。

がん検診においては、**細胞を採取して悪性のものかを確認する検査**があります。

例えば胃カメラや大腸カメラで怪しいところがあれば組織を取ってきて、顕微鏡で確認します。

そして子宮頸部の場合は、外側から組織が採取できるので、ブラシでさっとこすって細胞を採取し、異常がないかどうかを検診で確認することができます。

それが「細胞診」です。

また同様に、HPV検診では、子宮頸部がそもそものがんのリスクとなるHPVに感染していないかを調べるものになります。

細胞診単独であれば3年おき、細胞診とHPV検診を両方行う場合は5年おきの子宮頸がん検診が推奨されておりますので、覚えておいてください。

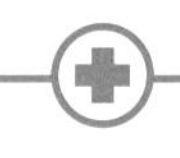

肝臓がん検診

「肝臓がん検診」と書きましたが、正確には**「肝炎ウイルス検診」**です。

なぜ肝臓がん検診と呼んでいるかと言いますと、**肝臓がんの90％以上が肝炎ウイルスによって引き起こされている**からです。

肝炎ウイルスに感染しているかどうかの確認、そしてもし感染していたら一刻も早く治療をすることが、ひいては肝臓がん予防につながります。

肝炎ウイルスは性行為や血液など、他人の体液から感染します。

性行為の相手が不特定多数ならリスクは上がるでしょうし、結局は運の要素があるので、そうでなくても気づかないうちに感染している人との性行為で、自身が感染する場合もあります。

ウイルスに感染しても10〜20年くらいは無症状なので、最近心当たりがない、という人も要注意。

このウイルスは気づかないうちに肝臓を食い荒らし、肝臓の組織が機能できない状態にしてしまいます。

そもそも肝臓は「沈黙の臓器」という別名があるくらい、異常があってもなかなか症状が出てこない臓器なので、気づいたころには相当進行してしまっていることが多いのですね。

基本的には自治体や保健所で**40歳から受けることができる検査**ですが、人間ドックでまとめて受けてしまいたい人、自治体で受けそびれてしまった人は血液検査の項目に追加しても良いでしょう。

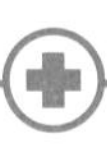

肺がん検診（低線量CT）

日本で死亡数1位のがんが肺がんです。

胸のレントゲンの検査で肺に影が写り、肺がんが見つかる人もいなくはないですが、胸のレントゲン検査は昔の結核予防のために行っていた名残であり、肺がんを早期発見し、死亡率の低下につながったというデータが特にあるわけではありません。

昔からの慣習で行われている部分も少なからずあるでしょう。

痰の検査（喀痰検査）も同じです。効果が証明されているわけではありませんし、そうそう都合よく検査の時にしっかりした痰が出る人ばかりではないので、ほぼ唾液のような検体を提出してしまう場合もあります。

これではほとんど意味はありません。

唯一といっても良いであろう、肺がん予防に有効とされている検査が**「低線量CT」**です。

胸のレントゲンだけを撮影した人と比較した結果、肺がんによる死亡率が20％程度低下したというデータもあります。

低線量ＣＴに関しては、行われている施設は「肺がんＣＴ検診認定施設」に限られますが、**55歳以上で、ヘビースモーカーの人にはぜひ受けてほしい検査**になります。

基本的には、皆さんご存じだとは思いますが**禁煙が一番の予防法**です。

それでもどうしてもたばこをやめられない、もしくはたばこと共に生きていくという決意をされた方は、せめて低線量CTは検討しても良いかもしれませんね。

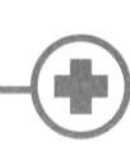

腫瘍マーカー

腫瘍マーカーの検査は人間ドックの項目の中でもあって当たり前のものになり、非常に多くの方に知られている検査だと思います。

しかし、残念ながらほとんどの項目は医学的には推奨されていない検査なのです。

腫瘍マーカーとは、肺がん、大腸がんなどそれぞれ特定のがんが存在する時に確認されるタンパク質などの物質のことです。血液検査をしてこれらの腫瘍マーカーを測定することで、上昇していた時にがんの早期発見に役立つ、つまり**「血液検査をするだけでがんの早期発見に役立つ」と言われる**ような方法なのです。

しかし、この耳当たりの良い表現には一部誤りがあります。

というのも、必ずしも**「特定の腫瘍マーカーが上がる」→「特定のがんが存在する」**

という1対1対応の検査ではないからです。

例えば肺がんの腫瘍マーカーはＣＥＡというものです。

内科の外来をしていても、人間ドックから「ＣＥＡ上昇　要精査」、つまりＣＥＡが上昇しているので肺がんの精密検査をお願いします、という内容の紹介状が送られてくることがあります。

しかし、この場合必ずしも精密検査が必要なわけではありません。

というのも、ＣＥＡは他の要因によっても上昇するからです。

例えば、たばこを吸っているだけでも上がることがありますし、糖尿病持ちというだけでも上がることがあります。

要するにＣＥＡが上昇している、だから何？　という話になってしまうこともあるわけです。

精密検査をして、空振りのことも多いです。

紹介状を持って不安げな表情で外来にきた患者にこういった話をすると、「そんなことだったんですね。じゃあいったん様子をみたいと思います」という人もいれば、「とはいえいったん数値が上がった状態を見せられると不安だから、精密検査をしてください」という人まで、選択は様々です。

なので、この腫瘍マーカーの検査については、基本的にはおすすめしません。

精密検査自体も安くはないですし、例えば組織をとってくるような検査になれば副作用も起こり得ます。

それでも、確認できるものはしておきたい、という価値観の人はまあ検査をしても良いと思いますが……といったものになります。

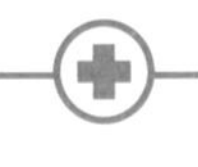

前立腺がん検診

そして、ここまで腫瘍マーカー検査を否定するお話をしましたが、一つ「検討しても良いのでは」という項目があります。

それが「ＰＳＡ検査」です。

ＰＳＡとは、前立腺がんの腫瘍マーカーです。

この検査に関しても、まだはっきり有効性が示されたわけではないのですが、前立腺がんの死亡率低下に有効な可能性が示唆されています。

この検査はまだ若い検査で、１９９０年代ごろから「前立腺がんの早期発見ができる検査が見つかった」と急速に普及しました。

そして、圧倒的に前立腺がんの患者も増えました。要するに、見つかる数が増えたということです。

ただ、前立腺がんに関して言えば、早期発見は手放しで賞賛できるようなものでもないのです。

それは**「前立腺がんは非常に進行の遅いがんだ」**ということが理由です。

要するに、発見しても結局悪さをせず、そのまま治療をせず様子見にする場合もあるのです。

だからこそ「ＰＳＡ監視療法」と呼ばれる方法が存在するくらいなのです。

ＰＳＡに関しては、有効だったという論文も、そうではなかったという論文もあり、現時点では結論が出ていないので、今タイムリーに受けるタイミングの年齢の方にとっては困ってしまいますが、受けるという選択肢があっても良いものであるとは思います。

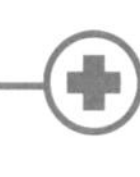

PET検査

「PET検査」という方法をあなたはご存じでしょうか？

この検査は、**放射線を含んだ物質を体に注入した状態で画像を撮影することで、全身においてがんがある場所が光る**という、がんの早期発見を名目にした検査です。

人間ドックでもかなりスタンダードな検査になってきており、知名度も上昇しています。

ただ、このPET検査については、結論から言えば「まだ効果が証明されていない」検査になります。

科学的に死亡率を低下させるという結果になったデータはありません。

また一般的には、なんだか「PETを受ければどんながんでも見つけられる」と思いこまれている場合もありますが、**PETでも見つけられないがんは少なくありません。**

1cm以下のがんはなかなか見つけられないですし、PETが全身を撮影する検査とはいえ、見つけやすい部位と見つけにくい部位が存在するのです。

とにかく覚えておいてほしいのは**基本的に最も優先すべきは、既に科学的効果が証明されている、先述したがん検診**のほうです。

そもそもPET検査は、がんが既に存在する患者に向けて、転移がないか、進行がないか、治療効果はどうかといった全身の評価をするために作られた検査なのです。もともとがんのない状態の人に、検査をしてヒットするかどうかを確認するのが有効なのかはまだわかっていないのです。

なので、PETを受ける人というのは、「がん検診に加えて、できることはすべてやっておきたい」という考え方の人に限定されます。

医師の立場からものすごく積極的にすすめられる検査ではありませんし、現状のエビデンスでは**がん検診だけで十分**とも思います。

少なくとも、「PETをしておけば万事OK」といった検査ではないので、この点は覚えておいてほしいと思います。

第4章

知って備える検査当日のこと

さてここまで、人間ドックで受けるそれぞれの検査の意味、受けるべき検査の解説をしてきました。

その意味や目的について理解してもらうのも非常に重要ですが、それとは別に、実際の検査がどのように行われていくのか、知識がないと少し不安な部分もあると思います。

第4章では、実際に行われる検査について、どのような手順で行われるのか、準備しておく点はないかなど、人間ドックの工程に即した話をしていきます。

人間ドックを受ける前日にこの章を読み返して、検査当日の不安を少しでも解消していただければ幸いです。

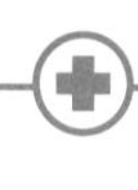

人間ドックの流れを知ろう

まず、人間ドックのおおまかな流れについて説明しておきます。

何種類の検査を入れるのかにもよりますが、**人間ドックは基本的に「一日仕事」**です。

人間ドックは前日から準備がはじまります。

胃カメラなどを行う場合などを筆頭に、前日は21時までに食事を済ませてもらうことが多いです。そのため、寝る時に少しお腹が空く人もいるかもしれません。

特に胃カメラを行う場合は、胃の中を空っぽにしておいてもらわなければいけませんし、大腸カメラについても腸の中の便をすっきりと外に出し切る必要があります。

尿や便については、事前に自宅で採取したものを持参してもらうことが多いです。

当日の服装に関しては、検査着に着替えてもらうので大きく気にする必要はありません。検査着に着替えると、まるでスタンプラリーのように各検査を巡回していきます。

昼食で、健康に配慮されたバランスの整った食事が出される場合もあります。

検査結果については、当日その場で結果説明を行ってくれるところもあれば、後日結果が郵便で送られてくるところもあります。

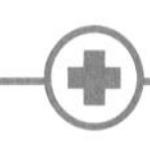

人間ドックで行う主な検査

人間ドックで行う検査、主要なものは以下の通りです。

- 血圧測定
- 身長、体重測定
- 採血検査
- 聴力検査
- 視力検査
- 眼圧・眼底検査
- 心電図検査
- 肺機能検査
- 胃レントゲン検査（バリウム検査）

- 上部消化管内視鏡検査（胃カメラ）
- 腹部超音波検査（腹部エコー）
- 下部消化管内視鏡検査（大腸カメラ）
- 乳房レントゲン検査（マンモグラフィ）
- 子宮頸部細胞診
- ＣＴ検査
- 頭部ＭＲＩ検査、頸動脈エコー検査（脳ドック）
- ＰＥＴ検査
- 医師の問診

この中から、検査したことのない人にとって特に気になるであろう項目を、ピックアップして解説していこうと思います。

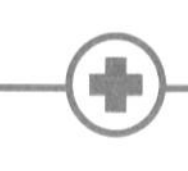

眼にプシュッと風をあてるだけ？
――眼圧検査・眼底検査

眼も、老化によって様々な病気にかかる大事な臓器です。

眼について人間ドックで行う検査は、視力検査だけではありません。

まずは「眼圧検査」。

文字通り眼の圧力を測定する検査なのですが、眼の圧力とは一体なんなのでしょうか？

皆さん、今自分の眼を触ってみてください。おそらく水風船のような柔らかさがあると思います。

実は、眼の中には「房水」と呼ばれる液体が循環していて、この房水によって眼の中は一定の圧力で保たれているのです。

しかし、この液体の循環がなんらかの理由で妨げられてしまうと、眼の中の圧力、すなわち「眼圧」が上昇してしまうのです。

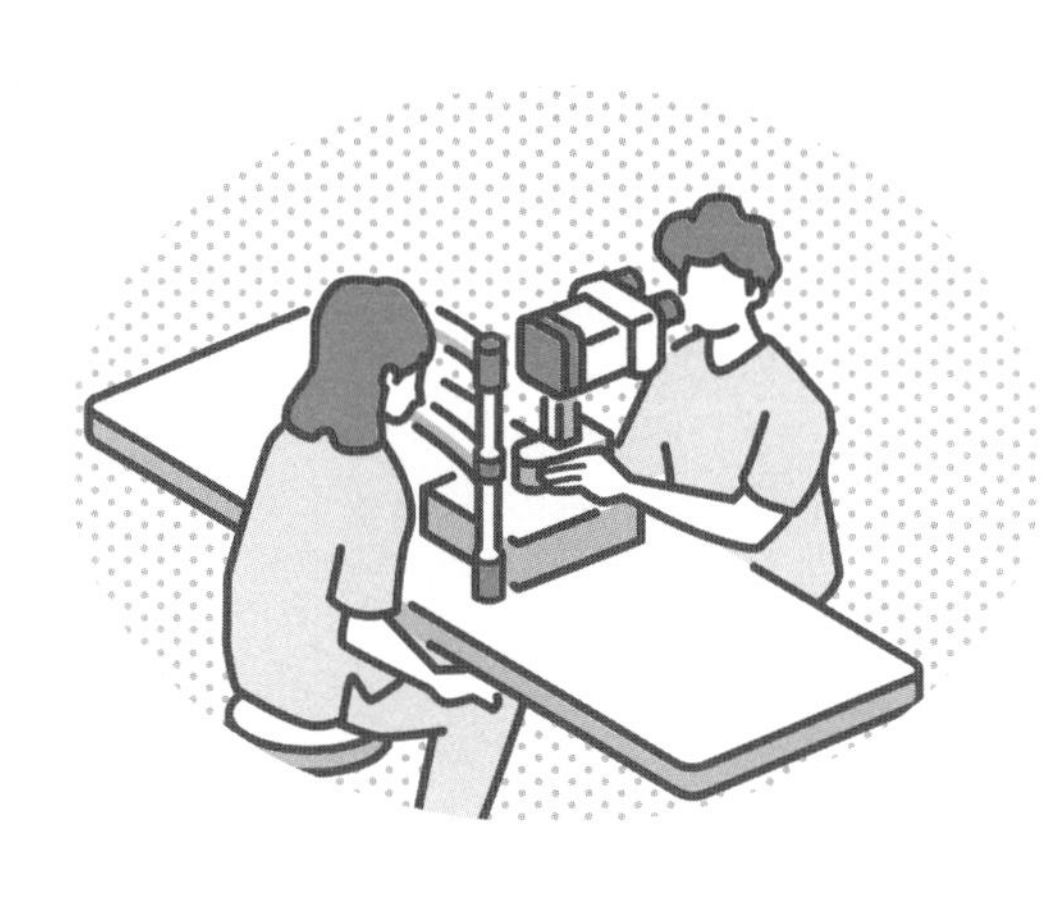

この**眼圧が上昇している場合、最も怖いのが「緑内障」**です。

緑内障は40歳を超えると20人に1人がかかるとされている病気で、日本人の失明の原因、不動の第1位である恐ろしい病気です。

緑内障の怖さはなかなか自覚症状が出てこないことですので、特に症状がなくても、人間ドックの眼圧検査で確認はしておいても良いでしょう。

特に**緑内障には遺伝の要素もあります**ので、血のつながった家族に緑内障の方がいる場合はなおさらです。

では、検査自体は一体どのように行うの

でしょうか？

眼の圧力を測るというと少し怖い検査のような気がしてしまいますが、人間ドックでの眼圧検査は一瞬で終わることが多いです。

具体的には、眼圧を測る機械の上にあごをのせた状態で待つだけ。この際、眼に向かって風がプシュッと吹き、それだけで眼圧を測定することができます。

一つ要注意なのは、**まばたきをしてしまうと正確に測定できない**ので、できるだけリラックスすること。緊張するとまばたきの数が多くなってしまいますので。

風が吹いた瞬間は少し驚くかもしれませんが、**特に痛みもない検査**なので、大きな心配は無用です。

眼圧検査と並んで行われるのが「眼底検査」。

文字通り、眼の底の部分をチェックする検査になります。

眼の底の部分というのは、眼の中でも、外の世界を映しだす「モニター」の役割を果たしている「網膜」や、眼に栄養を与えている血管、また第2章の眼圧検査のところでも紹介した視神経などが存在しています。

眼底検査では何がわかるのでしょうか？

まず、先ほど登場した「緑内障」のサイン。眼底検査でも確認できます。視神経が束になっており、眼の外へ出ていく出口の部分にあたる「視神経乳頭」という場所を眼底検査でチェックできるのですが、この部分のへこみが大きくなると、視神経自体が細くなっており、緑内障になりやすくなるとされています。

人間ドックの結果に**「視神経乳頭陥凹」と記載され、今まで眼科に行ったことがない人は、一度眼科で確認をしておきましょう。**

また、もし血管が破れていて出血していると、この眼底検査で見つかることがあります。

特に糖尿病を持っている方にとっては、重大な合併症である「糖尿病網膜症」になってしまった結果、この眼底での出血が起きていることもあるので、見逃せません。

他にも、「網膜色素変性症」、「加齢黄斑変性症」といった病気が見つかることもあります。

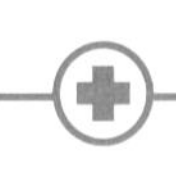

思いっきり吸って、吐いて、の繰り返し
――肺機能検査

次に「肺機能検査」です。人間ドックでは自分自身の肺の機能も知ることができます。

肺機能検査のやり方としては、そこまで大変なものではありません。

まず、純粋な口呼吸での呼吸を評価するために、鼻をクリップでつまんで、鼻呼吸ができない状態を作ります。

そしてマウスピースを装着し、口に吸入器のような機械をくわえて検査を行います。

検査自体の方法は、**技師さんの合図で思いっきり吸って、吐いて、を繰り返す**のです。

この検査で、自分の肺が最大でどのくらいまで呼吸する能力があるのか、確認することができます。

そして確認できた自分の肺活量が、**年齢、性別、身長から出された基準値の80%に**

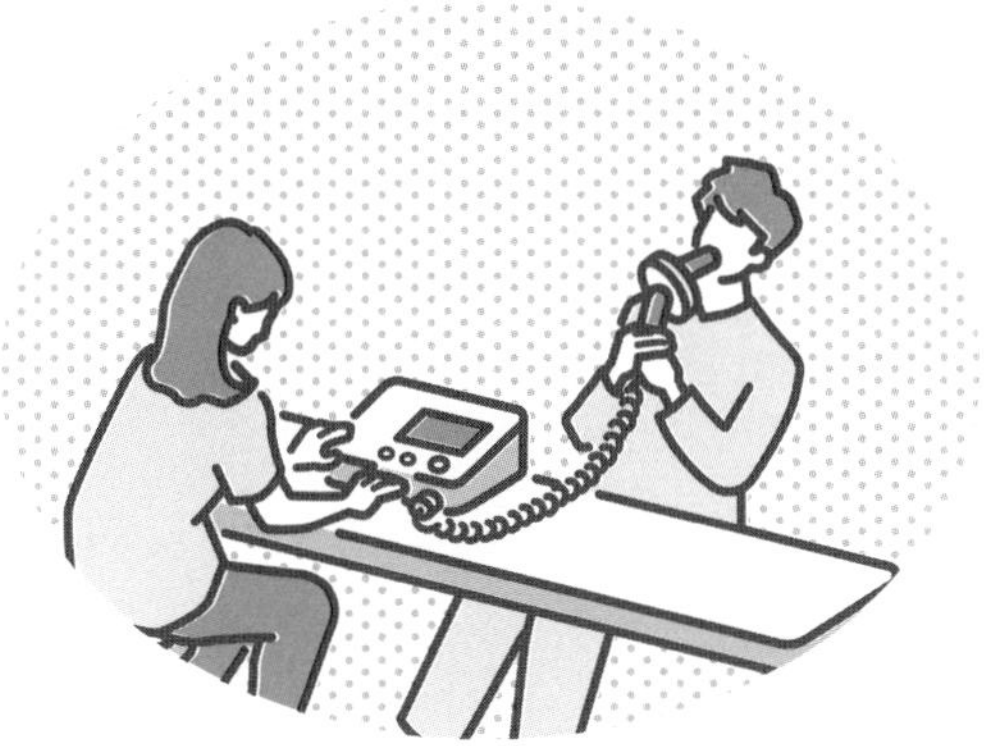

達しない場合、「肺の病気」の可能性があります。

具体的には、医学用語で「間質性肺炎」や「肺線維症」と呼ばれる、端的に言えば「肺がかたくなってしまう病気」です。

肺が元の柔軟さを失ってしまうがゆえに、思いっきり息を吸っても満足に膨らみ切らない状態なわけですね。

他にも、気管支炎や喘息（ぜんそく）など、肺以外の病気の兆候も、この肺機能検査で確認することができます。

最近、咳や痰が絡むといった方は、特に受けてみても良いでしょう。

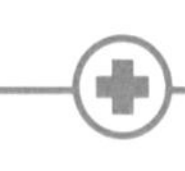

胃を真っ白にするのは、なかなか大変
――バリウム検査（胃レントゲン検査）

次に、胃にまつわる検査について説明していきましょう。

まずは「バリウム検査」です。

繰り返しになりますが、第3章で説明したように、バリウム検査は時代遅れの検査ということはなく、意味はしっかりあります。

ただ少し敬遠されてしまう理由として、検査自体がなかなか大変なことが挙げられます。

まず、バリウムの味がまずいこと。

味が美味しいと胃の動きが活発になってしまうので、あえてまずい味にされているとも言われています。ただし今はイチゴ味、チョコ味、バナナ味など色々なフレーバーをつけることで、**少しでも飲みやすい工夫がされています**。

バリウム検査では、前日から食事制限を行い、検査の直前にバリウムと発泡剤を飲みこんだ状態で検査を受けます。

検査自体は10分程度なのですが、検査中もやることが多くてなかなか大変。

まず、指示に合わせて体を自分で動かさなければいけません。

クイズ番組のザ・タイムショックで合格点をとれなかった時に回転させられる解答者のように、台がぐるぐると回転する中、例えば体を3回転させたりとか、横を向いたりとか、お腹を持ち上げたりとか、なかなか忙しいです。

そしてその最中に絶対に順守しないといけないのが「**ゲップをしないこと**」。

この点がかなりしんどいポイントになります。

バリウムを飲んだ状態で、台が回転するとゲップをしやすくなってしまう人もいるのですが、なんと**途中でゲップをしてしまうと初めからやり直し**になってしまう場合もあるのです……。

この検査中の10分間に苦しむ人も多いです。

検査が終わったら、最後は**下剤を飲んで帰宅**。体からバリウムを排出します。

腸にバリウムが長く留まってしまうと便秘の原因にもなりますので、**検査後はどんどん水分を摂取**するようにしましょう。

2日間くらいはバリウムが混じった白い便が出ますが、それは正常なことなので驚かないようにしてください。人によっては3日間くらい続くこともあります。

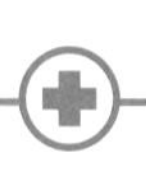

嘔吐を我慢できるか、それが問題
――胃カメラ（上部消化管内視鏡検査）

さて、このような事情からバリウムより胃カメラを選択される方が多い印象はあります。

胃カメラは、細長いカメラを胃や十二指腸の部分まで挿入する検査で、**時間は10〜15分程度**かかります。

胃カメラについては、今は**「経口」**と**「経鼻」**、要するに**カメラを口から入れるか鼻から入れるかの2種類が存在**しています。

胃カメラで一番問題が起きるのは**「嘔吐反射」**。

要は、オエッとなってしまうことです。

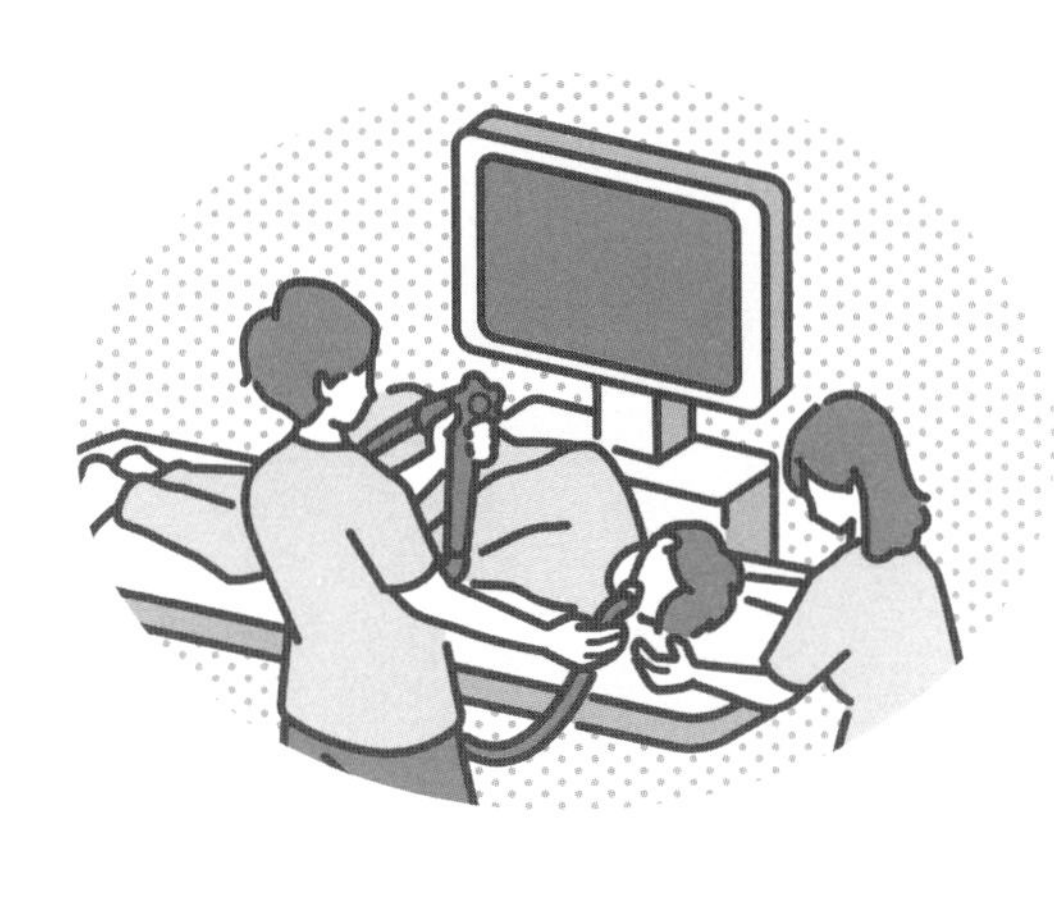

嘔吐反射もなりやすい人となりにくい人がいますが、主に舌の奥の咽頭のところを刺激することで起こります。

飲み会で飲み過ぎてしまって、吐きたい時にのどの奥に指をひっかけて吐き気をわざと催させる人がいますが、あれは嘔吐反射を利用しています。

そしてもしこの反射が起きやすい人でしたら、「経鼻」、鼻からの胃カメラを選んでも良いかもしれません。

経鼻のほうがカメラが細く、画質が粗かったりするデメリットもあるので、そのあたりと天秤にかけることにはなりますが、どうしても口からが難しい場合は鼻からのカメラで良いでしょう。

鼻からカメラを挿入した場合は、のどの部分にカメラが触れないので、オエッとなりにくいです。

どうしても嘔吐反射があり、胃カメラを受けるのが難しい場合は「鎮静剤」をリクエストしてみましょう。

この鎮静剤とは、よくドラマなどで登場する、口の中に管を入れて人工呼吸器で管理をする「全身麻酔」とは全く別のものです。

全身麻酔では、麻酔が「筋肉」を緩める作用が強く、呼吸する筋肉も弛緩し、自分で自分の呼吸を保てなくなるため、人工呼吸器を装着して外側からコントロールします。

一方、鎮静剤はそこまで大がかりなものではなく、頭がぼーっとするような、眠くなるようなお薬を点滴で投与し、検査中の不安や痛みをとります。

ちなみに鎮静剤は強さについても程度の調整ができて、なんなら自分の胃カメラの最中の画面を見たい！　という場合は、**量を調節して意識を保つレベルで投与することもできる**、実は非常に使い勝手の良いものなのです。

検査が終わった後も頭のぼーっとした感じが残ってしまうのはデメリットではあり

ますし、鎮静剤を使用する場合はしばらく車を運転できませんが、不安のある人はリクエストしてみても良いでしょう。

バリウムか胃カメラか問題は悩ましい部分はあるのですが……どちらも有効な検査ですので、50歳を過ぎたら1～3年おきに受けるようにしましょう。

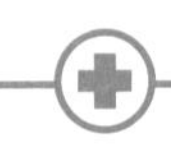

お腹にひんやりゼリーをのせて深呼吸
――腹部エコー（腹部超音波検査）

胃カメラや後述の大腸カメラと比べると、明らかに楽な検査が「腹部エコー」です。

腹部エコーの検査では、受ける側がしなければならないのは**「吸って～、吐いて～」の深呼吸**だけ。あとは**基本的に仰向けで寝転んでいれば良い**ですし、痛みや苦しみを伴う工程はありません。

腹部エコーの検査では、「プローブ」と呼ばれる超音波を発する機械を、より詳細に観察するためにゼリーを付けた状態でお腹に当て（こちらは少しひんやりします）、お

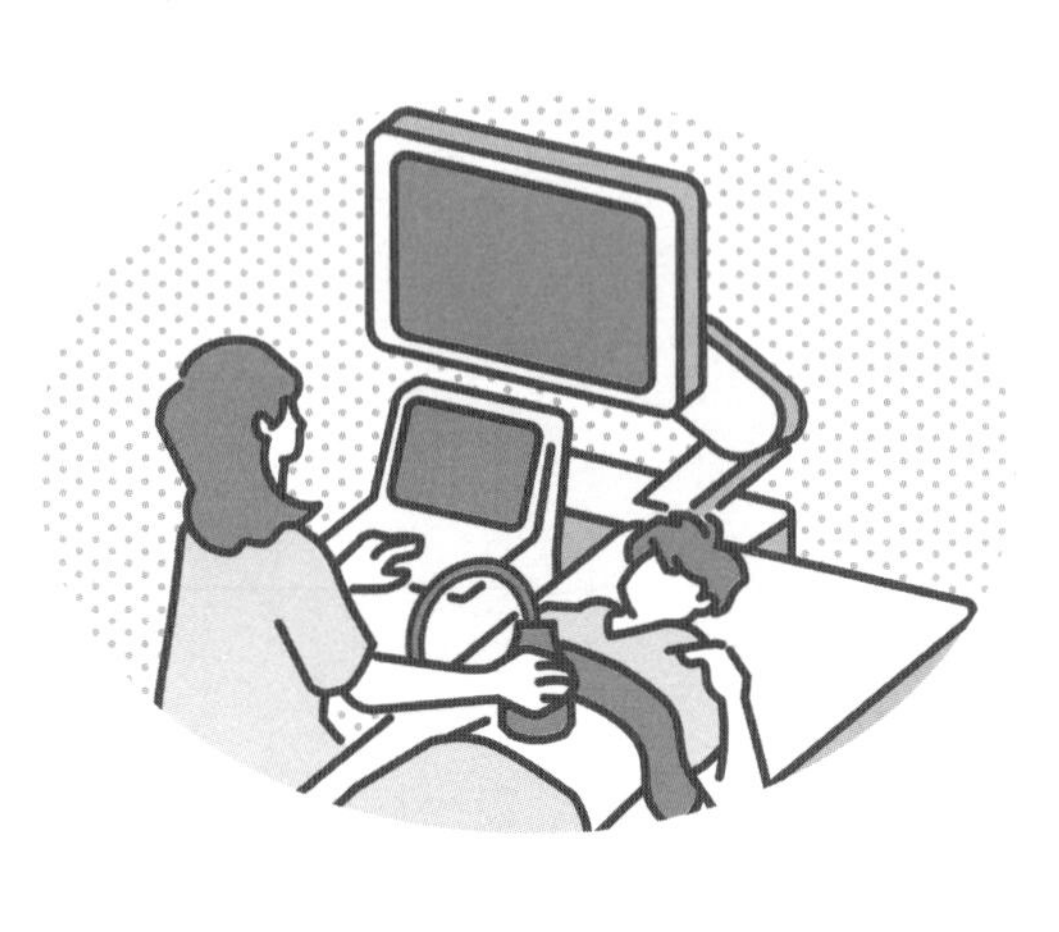

腹の中の肝臓、胆のう、膵臓、脾臓といった臓器や、お腹の真ん中を走る最も太い血管である大動脈などを確認していきます。

その際、深呼吸をして肺を動かすことで、肺の下の肝臓などの臓器も動くので、より超音波で見えやすくするために、医師は深呼吸の指示をします。

超音波で大動脈の状態を確認し、破裂すると怖い「コブ」である大動脈瘤があるかどうかをみる「大動脈瘤検診」は、リスクの高い65歳以上のたばこを吸う男性に推奨されています。

超音波検査では、血流の状態も見られますので、大動脈の血流の滞留なども確認することができます。

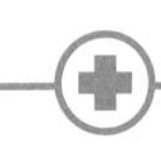

肛門からカメラを挿入、痛くないの？——大腸カメラ（下部消化管内視鏡検査）

次に、下部消化管内視鏡検査、通称・大腸カメラについてです。

大腸カメラは、受けるまでは非常に恐怖心が強い人が多いです。

当然といえば当然でしょう。

得体の知れない管を肛門から突っ込まれ、腸の中の奥深くを探索されるという経験は可能であればしたくはない人が大多数だと思いますし、何より赤の他人に自分のお尻を見せるという行為もできるだけ避けたいというのが本音でしょう。

しかし、大腸カメラは、自分の腸の中をぐるりと見渡して、直接目視で異常がないか確認することができるとても貴重な検査ですので、我慢してください。

大腸カメラの手順としては、だいたい**先端が太さ1㎝くらいのカメラをお尻から挿入し、大腸の中を隅々まで観察**していきます。

主に担当するのは「消化器内科」という、胃腸や内視鏡が専門の医師です。

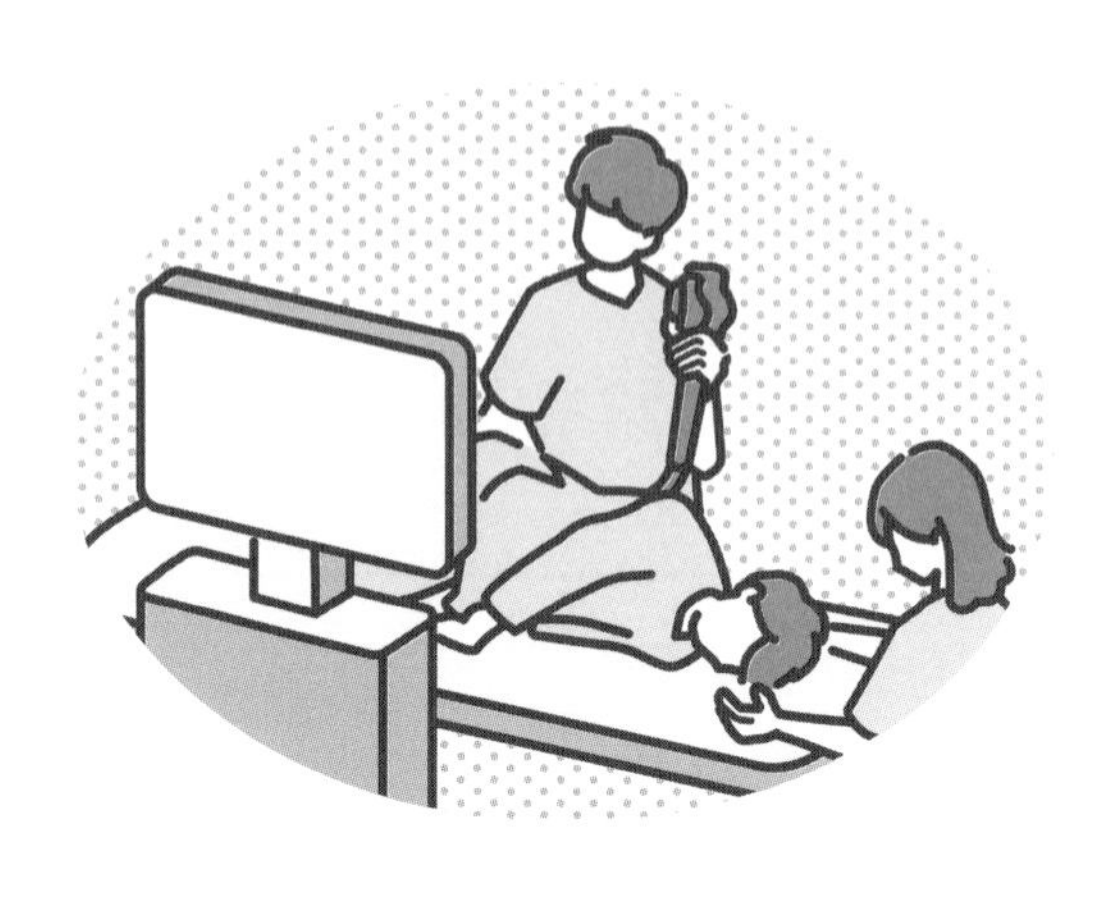

目的としては、主にポリープがないか、そして悪性のがんを疑わせるできものがないか観察していきます。
怪しい部分があれば、組織をとってきて、顕微鏡で悪性のものがないか確認することもあります。
大腸カメラの検査時間は、**大体10〜15分程度**かかります。

この話を聞いただけでお尻がむずむずしてしまう人もいるかもしれません。

しかし、実は大腸カメラはやってみるとそこまで大変ではなかったという人も多いのです。

というのも、大腸カメラについていくつ

か誤解されている点があるのです。

まず、大腸カメラは「痛い」と思われていることがありますが、**実際は痛みを伴うことは少ない**のです。

確かに、過去に盲腸（虫垂炎）などの病気を患った人は、炎症が起こった名残で腸がお腹の壁に張り付き、そのせいでカメラが通過しにくくなり痛みを伴うこともあるにはあります。

しかし、**基本的には腸の内側の壁には「痛覚」が存在しない**ため、カメラが進行しても痛みが伴わないことが多いのです。

大腸の中を便が進んでいっても、皆さん何の感覚もありませんよね。

例えば大腸の中にポリープが存在したとして、それを麻酔なしで切除しても痛みを感じないのです。

なので、痛みについてはある程度安心してもらえればと思います。

ただ、それでも怖い場合、または過去に盲腸をやっていて痛みが出る恐れがある場合などもあるでしょう。

その場合は胃カメラの時と同じように**鎮静剤を使っても良い**でしょう。

鎮静剤を避けようとして、大腸カメラに嫌なイメージを持ってしまうことが一番良くないので、あまり無理はせず、苦しい時、怖い時は鎮静剤をお願いしましょう（鎮静剤を使用できるかどうか、人間ドックを受ける前に医療機関に事前に確認しておきましょう）。

また、大腸カメラの際に、素っ裸にならなければならないのか、と不安になる方もいますが、出すのは最低限の部分だけです。

基本的に、**大腸カメラの際の検査着はお尻の部分に切れ目が入っています。**

そして検査の時はこの切れ目からお尻だけを出し、カメラを挿入していくものなのです。この点もできるだけ不快な思いをしないように配慮されているので、安心してほしいと思います。

大腸カメラの前日からの流れ

大腸カメラを受ける場合の前日からの流れについても説明しておきましょう。

前日は基本的に夜の9時までに簡単な食事を済ませます。

人間ドックの医療機関のほうから前日用の食事が用意され渡されることもあります。

そして、飲み薬の下剤を飲めば、人間ドックの準備は万端です。この下剤の影響で、寝ている間にトイレに何度か行きたくなってしまう人もいるかもしれませんが……。

そして当日。ここからが少し大変です。

午前中に、**下剤の入った液体をなんと2L程度飲まなければならない**のです。

もちろん一気に飲む必要はなく、ちびちび飲みで大丈夫です。

とはいえ2Lはなかなかの量ですので、少しここは頑張らなければなりません。

そしてこの作業を行い、排便を行うことで、ようやく大腸の中が空っぽになり、カメラを受ける準備が整います。

腸が空っぽになり、なんとなくスッキリした感覚すらあるかもしれません。

この下剤ドリンクは、家で飲んでいく場合も、人間ドックの医療機関で飲む場合も、どちらもあります。

下剤ドリンク、と表現しましたので、何か罰ゲームのような印象を受けるかもしれませんが、最近は味が工夫されているものも多く、**まるでスポーツドリンクのようにするっと飲めてしまう**ものも増えてきました。味についてもそこまで不安にならなくても大丈夫です。

最後に、大腸カメラのリスクについて説明しておきます。

「大腸に管なんて入れて大丈夫なの？」と根本的な不安を持たれる方もいます。

確かに、大腸カメラで起きる「事故」というのも0ではありません。

合併症として、出血をしたり、腸に穴が開いてしまったりすることもあるにはあります。

ただ日本での統計では0・012％、1万人に1人くらいの確率なので、**合併症についてはかなり少ない**といって良いでしょう。

この合併症の低さも考慮すると、基本的には便潜血検査で陽性だった人は悪いものがないか確認するために、また50歳を超え人生の折り返しを過ぎた人は、**何もなくても10年に1回程度**は大腸カメラを受けることをおすすめします。

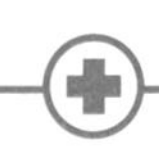

乳房を薄く広げて挟む
——マンモグラフィ（乳房レントゲン検査）

次は乳がん検診、マンモグラフィです。

マンモグラフィは、検査の流れ自体は非常にシンプルです。

検査台の上に**乳房をのせて、透明な板で挟んで撮影**をします。

乳房を薄く広げて撮影するために、圧迫します。この際、時間自体は数秒くらいなのですが、時期によって乳腺が張っていたり、その人の体質によっては痛みを伴ってしまったりする場合もあります。

受けるタイミングとしておすすめなのは、**「生理後」**です。**生理後は乳房が張っておらず、柔らかい状態なので、痛みを感じづらい**のです。

マンモグラフィで痛みを伴う方は、生理周期に合わせて人間ドックの予約を入れるようにしましょう。

被ばくに関しては、そもそも乳房だけなので少量ですし、平たくのばして撮影する

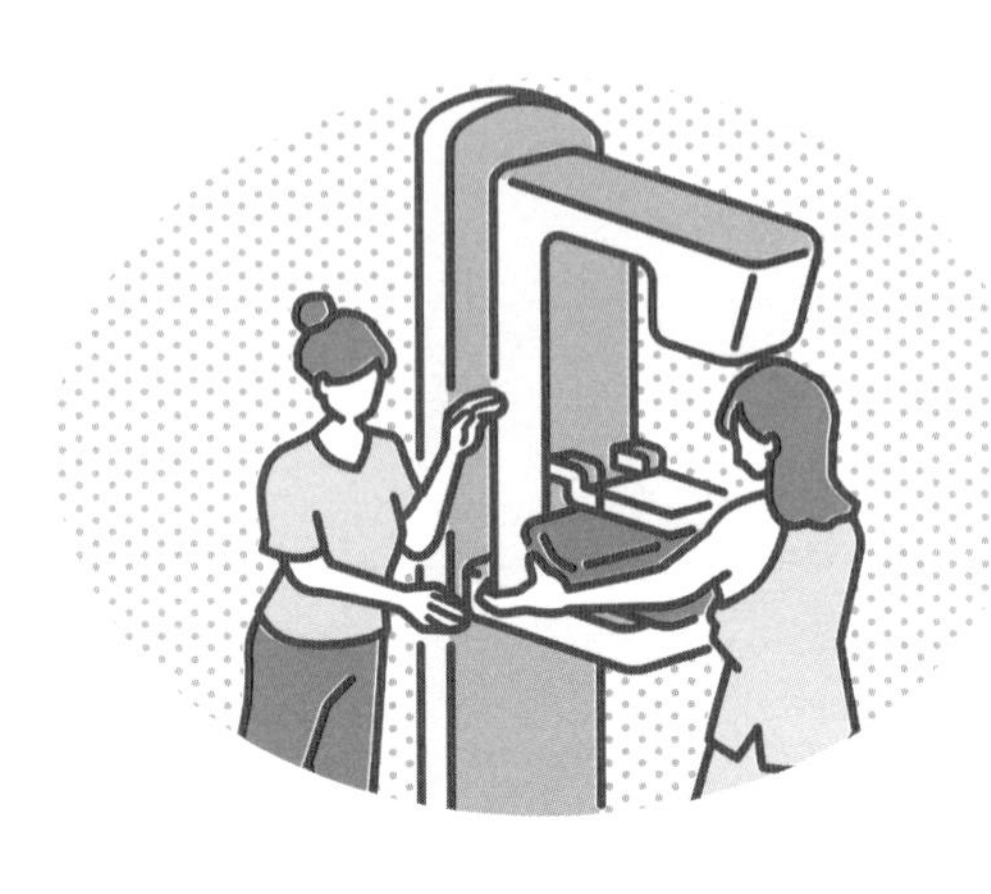

分、被ばく量も少ないので、気にする必要はありません。

撮影は、基本的には**左右それぞれ2回ずつ、計4回**行います。

検査後はレントゲンを見て、怪しい影などがないか確認していきます。

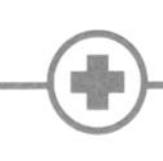

足を広げた状態で、膣の奥からこすりとる——子宮頸部細胞診

マンモグラフィと並んで女性が受けておきたいがん検診が「子宮頸がん検診」。検査自体も**2〜3分で終了**することが多く、それなりに簡便な検査ですし、何より子宮頸がんはすべての女性にとって無視できるものではありません。HPVワクチンを打っていても、定期的に受けておいたほうが良いでしょう。

検査の際は、「内診台」と呼ばれる台に乗り、股の部分を開く恰好になります。そう言われると少し抵抗がある人もいるでしょうが、医師との間は**カーテンで仕切る配慮がなされている場合が多い**ですし、大きな心配はいりません。

実際の検査では、「クスコ」と呼ばれる、膣の中をしっかりと確認するために開く金属の器具を装着し、婦人科の医師が膣の中で出血などの異常が起きていないか確認します。

金属特有の冷たさや、違和感を感じる場合もあります。

次に、**膣の奥にブラシを挿入し「子宮頸部」を軽くこすり、細胞を採取**します。

この際、痛みを伴う場合もありますが、それほど多くはありません。

この細胞を調べることで、子宮頸がんの存在の有無を確認します。

子宮頸がんで特徴的なのは、「異形成」と呼ばれる、いわば正常な細胞とがん細胞の中間の状態が見られることで、こちらもこの細胞診で確認ができます。

また、HPV検診では、細胞がHPVに感染しているかどうかもチェックできます。

基本的には人間ドックでは着替えているのでそこまで気にする必要はないと思いますが、**私服のまま行うケースではパンツよりスカートのほうが楽**でしょう。

また、生理中でもできないわけではありませんが、より正確に状態を確認するためには**生理の期間は避けたほうがより良い**ですし、採取する細胞に影響が出る場合もあるので**4~5日前くらいから性行為や膣洗浄は避けておく**と良いです。

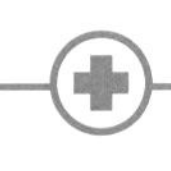

近未来的なトンネルの中へ
——脳ドック（頭部MRI検査、頭動脈エコー検査）

次に説明するのは「脳ドック」です。

脳ドックについては、そのインパクトのある言葉が独り歩きしてしまい、実際の検査についてはよくわからず、検査当日まで何を行うか知らない、という人もいるくらいです。

基本的には脳の「MRI」を撮影するイメージが強いと思いますが、**脳の状態を把握するのはMRIだけではない**ので、少しここで説明しておきましょう。

確かに、脳ドックの流れとしては、イメージ通りまず、MRIを撮影します。**MRIでは放射線被ばくは全くありません**。

そしてこの際、加えて「MRA」と呼ばれる、脳の血管を立体的に浮き彫りにさせる検査も同時に行います。

このMRAという言葉は、聞きなじみがない人も多いかもしれません。

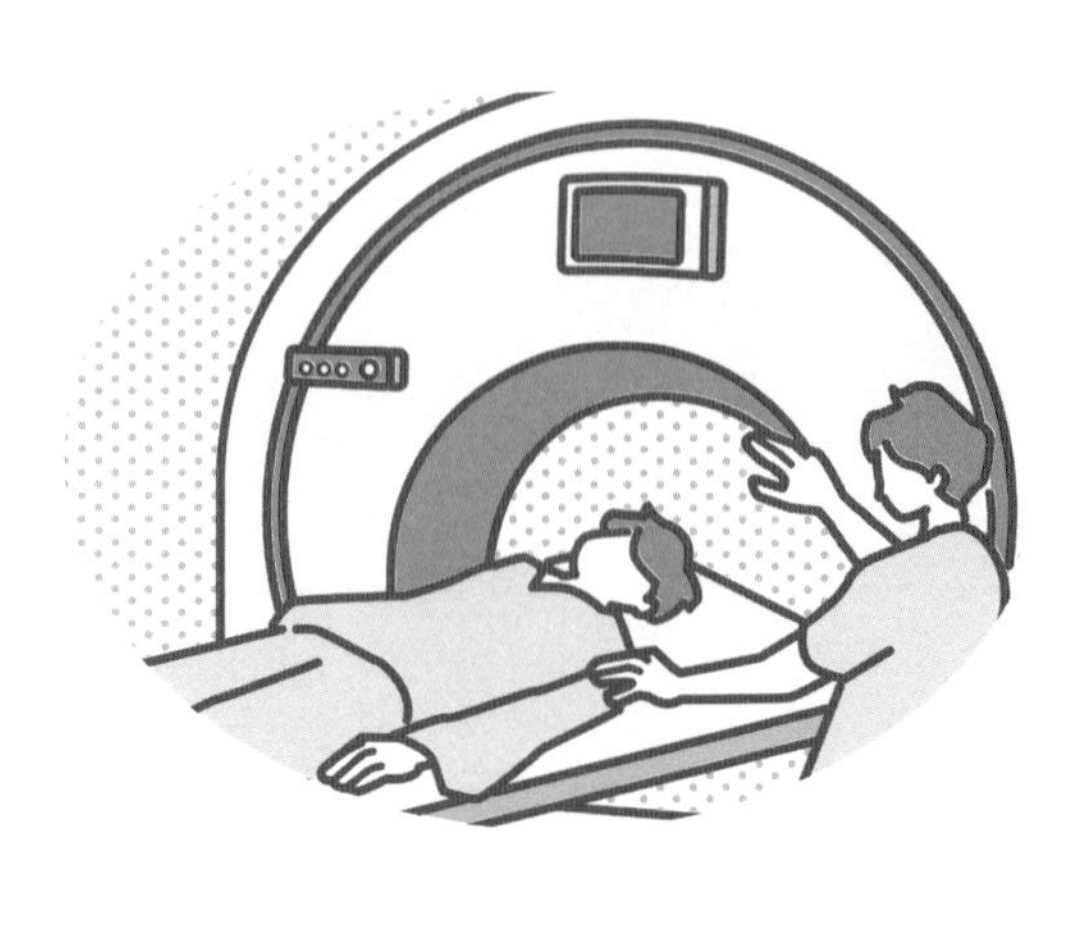

少し細かい話にはなりますが、**ＭＲＩでは「脳自体」を確認**します。

脳の腫瘍や萎縮があるとすれば、その程度がどのくらいなのかなどの情報を得ることができます。

一方、**ＭＲＡでは「脳の血管の状態」を確認**します。

血管を３Ｄで構成し直して、恐ろしい動脈瘤がないかどうか、血管が狭くなっていないかどうかを、あらゆる角度から確認していきます。

「未破裂の動脈瘤」として、大きな動脈瘤が見つかった場合は、破裂を防止するために手術を行う場合もあります。

ＭＲＩとＭＲＡにはこういった違いは

ありますが、基本的に同時に行う検査なので、あまり気にしなくても大丈夫です。

ＭＲＩ／ＭＲＡは、時間としても**30〜40分と結構長い時間がかかりますし**、磁力がコイルを縮めたり伸ばしたりする音が非常にうるさいので、防音のヘッドホンをつけて検査を行います。

この**ヘッドホンをつけられ、狭いトンネルのような装置の中に仰向けの状態で運ばれていく**様子が、少し近未来的な雰囲気の検査なのです。

注意点としては、検査着の状態なので特に心配はいらないかと思うのですが、ＭＲＩでは金属の入ったものや、磁気カードを持ちこんでしまうと、ＭＲＩの機械の磁力に吸い寄せられてしまい事故のもととなるので、覚えておいてください。


次に、「頸動脈エコー検査」を行います。

脳の状態を把握するのに、脳に直結している「頸動脈」の状態を確認していくのです。頸動脈の状態は非常に重要で、動脈硬化が進んでいないか、狭くなっている部分がないか確認していきます。

なぜ重要かというと、この頸動脈から血栓が飛んで、脳梗塞になることが多いからです。

少し話がそれますが、この血栓は「不整脈」でもできやすいです。

不整脈の中でも最も数の多い「心房細動」と呼ばれる、心臓の中の「心房」という場所がプルプル小刻みに細かく震える不整脈が存在する場合、この細かい震えの影響で血が固まりやすくなってしまい、血栓ができやすくなります。

そしてこの血栓が心臓から一気に脳まで飛んで、脳梗塞の原因となることもあるのです。このような脳梗塞を、「心臓」が「原因」なので、「心原性脳梗塞」と医学用語では呼んでいます。

心電図の検査で「心房細動」と指摘された人は、必ず心臓の専門科である循環器内科を受診しましょう。

話を戻します。

頸動脈には「**プラーク**」と呼ばれる、部分的に厚みができることがあり、頸動脈エコーではこの厚みを測定していきます。

頸動脈は血管の中でもどこまで動脈硬化が進行しているかがわかりやすい場所で、

高血圧、糖尿病、脂質異常症、肥満、喫煙、これらの掛け合わせで血管の壁の厚みが増していってしまう場合があるのですね。

あまりに頸動脈が狭くなっている場合は、こちらも脳梗塞のリスクとして手術などを行う場合があります。

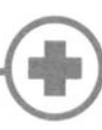

フッ素が出す放射線で、がんがピカッと光る？——PET検査

あまりおすすめはしないと前述したPET検査についても、それでも受けたいという方は一部いると思うので、解説しておきます。

まず、PET検査では「FDG」と呼ばれる物質を使います。**FDGとは、ブドウ糖によく似た成分に放射性のフッ素が付け加えられた物質**のことで、この物質を血管に注射します。体内の組織は、ブドウ糖をエネルギー源として利用するので、同様にFDGももれなく体の組織に取り込まれていきます。

そして、ここで役に立つのが「放射性」のフッ素です。

体にFDGが取り込まれた後、このフッ素が放射線を出し、後で画像確認する際に多く取り込まれた部分がピカッと光る仕組みになっているわけです。

がん細胞は正常な細胞に比べて多くFDGを取り込みますので、がんの部分だけが光る、という仕組みになっています。

ちなみにこの放射線、被ばくが怖いという方もいるかもしれませんが、**検査が終了したら徐々に放射性物質を出すことはなくなりますし、尿として体の外に排出される**ので、その点は安心いただいて大丈夫です。

このFDGが取り込まれた部分を浮き彫りにさせるためにも、**検査当日は6時間前から糖分を含む飲み物の摂取はできません。**

検査の前には排尿を済ませて、いざPET検査です。

まずは先述の通り、FDGを血管に注射します。

そしてFDGが**全身にめぐるのを1時間程度待ちます。**

全身にめぐったところで、**画像の撮影を仰向けの状態**で行います。時間は**約30分程度**です。

最後はＦＤＧを尿として体の外に出すために、いつもより多めに水分摂取をしておきましょう。

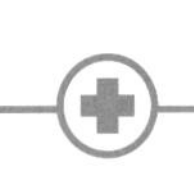

ぶっちゃけて語る、医師が問診で確認していること

ちなみに、人間ドックの流れの中には、多くの場合「医師の問診、身体診察」が含まれます。

この問診に、果たして意味はあるのでしょうか？

この際、医師はどのような内容を確認しているのかご存じでしょうか？

医師として正直なところをお話ししておこうと思います。

まず、問診でよく行うのは「聴診」ですね。

聴診器を胸に当てる所作のことです。

正直に申し上げますと、この**聴診で異常が見つかることは少ない**です。

ただ、重大な異常が見つかることもあります。

聴診で聞いている音は2つ。**「肺の音」**と**「心臓の音」**。

特に肺の音で異常を見つけることはほとんどありません。

肺に異常な音がする時は、発熱をして、ひどい肺炎が存在したり、心不全になって肺に水が溜まったりしている時が多いのですが、そんな状態の人が人間ドックを受けに来ることはほぼないからです。

一方、心臓の音は異常が見つかることがあります。

心臓には、血液の流れが逆流しないための「ストッパー」の役割を果たしている「弁」という場所が存在します。

そして、この弁が硬くなったり、うまく閉まらずにストッパーの機能を果たせなくなったりすると、血液の逆流する音や、硬く狭くなった部分を血液が通る時のシュコー、シュコーという音が聞こえるようになることがあります。

これを医学用語で「心雑音」と呼びます。

聴診でこの心雑音が見つかり、心臓の超音波検査をしてみると弁の異常がわかり、そのまま手術につながる場合もあるのです。

心雑音が見つかることも多くはないのですが、聴診では医師はこんな情報を確認しているのですね。

ただし、この心臓の聴診は非常にテクニックが必要で、わずかな異常でも聴き取ることができる巧みな技術を持った医師から、明らかな音の変化がないと気づかない医師まで千差万別です。

今は聴診器の機能も良くなっているので、道具による部分もあるでしょう。

どうしても今は聴診の技術よりも、手術などの治療の技術の腕を磨くことが重視されていますし、聴診が卓越した医師は減ってきていると思います。

逆にデジタル化が進み、今後はＡＩ（人工知能）が心音を判別できるようになる時代が到来するかもしれませんね。

さて、他の診察内容についても説明していきます。

まず、目の下の皮膚をひっぱって、いわゆる**「赤目」の部分を確認**することがあります。

この赤目の部分は医学用語で「眼瞼結膜」と呼ぶのですが、この部分がはっきりと白くなっていると、血液が結膜の部分まで十分に行き届いておらず、「貧血」の状態の可能性が高くなります。

結膜の部分が白くなっているということは、かなりひどい貧血がある可能性がありますので、もしこの異常があった場合は、しっかり血液検査の結果を確認する必要があります。

また、目の下から首に場所を移し、つばをごっくんと飲み込むように指示されながら首の触診を受けたことがある方もいるでしょう。

あの作業は**「甲状腺」に異常がないかどうか**を確認しているのです。

第2章のオプションの項で甲状腺ホルモンの数値が血液検査から確認できる、という話をしましたが、甲状腺の異常である「橋本病」や「バセドウ病」では甲状腺が腫れて、首に触れた時に確認できる場合があります。

医学用語で「甲状腺腫大」と呼びます。

手で触れてはっきりと腫大がある場合や、痛みを伴う場合は、甲状腺ホルモンの数値を血液検査で測定したほうが良いでしょう。

また、問診の中で**お腹の触診**を行うこともあります。

こちらは、例えば肝臓が大きくなっていたり、肝臓の逆側にある脾臓が大きくなっていたり、お腹に何かできものがないか確認する作業なのですが、**異常が見つかることはほぼありません**。

このように、医師の問診や身体診察の中で、多くはないものの、異常が見つかることはあります。

もし普段から気になる症状がある場合は、情報として伝えておきましょう。何かの病気の早期発見につながるヒントになるかもしれません。

第5章

病気が発見されたなら

ここまで、人間ドックの検査の実際、検査結果の項目の解釈の仕方など、検査を受ける前の準備、そして検査について解説してきました。

しかし、検査結果を理解してそれで終了、では当然ありません。

人間ドックの作法は、**「復習」までしっかりと行うことを大前提**とします。

結果を受けて対策するまでが人間ドックです。

検査結果を踏まえて、自分のカラダの問題がある部分を理解し、普段の生活習慣を見直すことで、理想の自分に近づけていく作業が必要です。

来年の人間ドックを受ける際には、検査を受けるのが楽しみだ、そんな状態にしておかなければなりません。

人間ドックの復習の話をするにあたって、「予防医学」という言葉について触れておきましょう。

予防医学というものは、次の3つに分けられます。

- 病気に「ならない」ための対策である「1次予防」
- 病気を「早期発見」するための対策である「2次予防」

●病気に「なってから」の改善策である「3次予防」

そして人間ドックについて言えば、大きく分けると「2次予防」として捉えることができるでしょう。

●大腸がん検診を行うことで大腸がんの早期発見につながった

●心臓の音に異常があったため循環器内科に行ったら「弁膜症」という心臓の病気が見つかった

このように、今ある病気を早期発見するのが2次予防、そして人間ドックの役割です。

そして、2次予防と1次予防の中間にあたるのが、「生活習慣病」の発見です。

血圧、尿酸値、コレステロール、血糖値……これらの数値が引っかかってしまえばそれ自体が「病気」ですし、生活習慣病で引っかかった項目が多ければ多いほど、血管はたった今も傷つき、動脈硬化が進行し、将来の心筋梗塞や脳卒中のリスクを上げていきます。

そしてこれらの数値が引っかかった人は、時には病院での治療も必要ですが、**最も重要なのは普段の自分自身の生活を見つめ直すこと**で、数値をコントロールし、心筋梗塞や脳卒中といった大病に「ならない」ための1次予防をしていきましょう。

生活習慣病の項目が引っかかった人は、健康診断の末尾に添えられた案内と共に、この第5章の内容も参考にしてください。

もちろん引っかかっていない人にとっても、生活習慣を乱れさせないことはとても重要なことです。

あらかじめ言っておきますが、魔法のような方法を伝えることは私にはできませんので、他を当たってください。

しかし、科学的根拠に基づいた、最も実利が期待できるアドバイスはできます。

耳が痛い部分もあるかもしれませんが、良ければ最後まで耳を貸してほしいと思います。

きっと何かお役に立てるアドバイスができると思います。

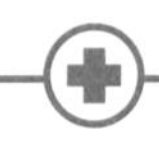

改善方法その1　運動

普段の生活習慣が整っていない人にとって、多くの場合、とにかく最重要なのが「運動」です。

運動が0という人は、お願いだから運動をしてほしいと思います。

というのも、**「0」か「0でないか」によってかなりの差が生まれる**からです。

実際に1日たった15分間の運動をするだけで、運動量0の人と比較して死亡リスクが14％も減ったという論文もあります。

まず、運動が0の人は運動をしましょう。世の中のどんなサプリメントや健康食品を購入するよりも効果が期待できます。

たまに、運動は続かない、運動をせずになんとか健康になる方法はないかということで、サプリメントやよくわからない民間の点滴療法に頼る人がいますが、そんなもので効果は期待できません。

楽をしようと思うのは人間の性（さが）なので仕方ありませんが、**運動ほどお金がかからず、健康に良い取り組みはない**と言っても過言ではないことは理解していただきたいと思います。

運動の種類は大きくは問いません。

ウォーキング、ランニング、ダンス、エアロビクス……種類はなんでも良いのですが、まずは**「有酸素運動」**をしましょう。

一点、「骨粗しょう症予防」の観点からは、骨に刺激が加わらない水泳や水中歩行より、地面での運動が良いとされていますので、例えば骨粗しょう症検診で引っかかっている方、骨粗しょう症になりやすい更年期以降の女性などにとっては、陸での運動がおすすめです。

しかし、ここで問題になるのは「忙しい」「面倒くさい」といった理由で継続ができないことです。

難しい人にとっては、継続が難しいのが運動の最大の難点でしょう。

ただ「運動する時間がない」という人もいますが、絶対にそんなことはありません。

というよりも、15分でも良いから運動する時間を取ることが、健康に非常に重要なことをまず知るべきです。

重要性を理解していないから、優先順位を下げてしまっているのです。

本当に忙しいのだとしても、運動する時間も取れないようなスケジュールの組み方は、未来の自分の体への投資を怠っており、とても賢いとは言えません。

ここでおすすめなのは、**「まずスケジュール帳に、運動の予定を組み込む」**ということです。

真っ白なスケジュール帳に、まずは運動のスケジュールを組み込んでおいてほしいのです。その後で、仕事や遊びの予定を入れることを推奨したいと思います。

そうすることで、自分の体を置いてきぼりにしないスケジュール管理ができるようになります。

加えて、そもそも何の運動習慣もない、という人は、スマートフォンに入っているヘルスケアのアプリを確認して、**自分の「歩数」を確認**しましょう。

歩数を確認するだけです。これは必ず継続できるはずです。

現代のスマートフォンは優秀で、頼んでもいないのに勝手に自分の歩数を測定してくれている場合があります。ヘルスケアの項目を見てみてください。

そうして記録された自分の歩数はどうでしょうか？　１日平均何歩くらいですか？

もし**1日の歩数が4000歩以下だったとしたら、それはかなりまずい**です。

特にコロナ禍で在宅勤務が始まって、急激に歩数が激減してしまった人が増えています。今日からどんな手を使ってでも４０００歩は歩くようにしましょう。

目標としては、「8000～1万歩」の歩数を目指しましょう。

８０００～１万歩歩くと、大きく健康効果が期待でき、寿命を延ばす効果がある一方、それ以上歩数を増やしても大きなメリットはなかったというデータもあります。

特に、天気の良いには日光を浴びながら外を歩きましょう。

日光を浴びると、皮膚でビタミンＤが生成されます。このビタミンＤは腸でカルシウムの吸収を良くする手助けをするので、骨粗しょう症予防にも役立ちます。

逆を言えば、在宅勤務で日光を浴びられていない人はビタミンＤ不足の恐れもありますので、しっかり日光を浴びましょう。お昼休みに15分程度外を歩くことができれば、日光も十分に浴びられますし、歩数も稼げるのでおすすめです。

他にも歩数を増やす手段としては、通勤の際に一駅前で降りてその分歩くとか、夜家の周りを１周歩くとか、まずはそんなレベルからで構いません。

8000歩という目標も、そこまで高いハードルではないので、実践していきましょう。

また、「筋肉」をつけることも非常に重要です。

筋肉は、加齢と共に年1%ずつ減少していくとされています。

すなわち、何もしなければ体は縮んでいく一方です。

高齢者の筋肉が減った状態を「**サルコペニア**」と呼びます。このサルコペニアの状態は、介護が必要となるリスクを上げ、死亡率を上げる、すなわち寿命を縮めるリスクを上げるとされている、できるだけ避けたい状態なのです。

例えば、高齢者にとって、何かのきっかけで入院をするというのはそこまで珍しいことではありませんが、病気で入院をすると、一日中ベッドにいることが多いので、動く量が減って一気に筋肉が落ちることもあります。

このように高齢になるといつ入院のイベントが到来するかわかりませんし、しっかり筋肉の貯金を作っておくくらいの気持ちでいたほうが良いでしょう。

医学的にも筋トレは「レジスタンス・トレーニング」と呼ばれ、運動指導で推奨されている内容です。

では、どんな筋トレから始めるのが良いのでしょうか？

おすすめとしては、**まず「太もも」の筋肉を鍛える**ことです。

というのも、太ももの筋肉である大腿四頭筋は体の中でも最も大きい筋肉です。最も大きいということは、小さな筋肉をチマチマ鍛えるより、費用対効果、「コストパフォーマンス」が最も良い筋肉だということです。

例えば、頑張ってダンベルで上腕二頭筋を鍛えても、そもそも小さい筋肉なので、その費用対効果は高くないのです。

そして太ももの筋トレは、高齢になってからの膝の痛みへの予防にも役に立つし、年をとるにつれてバランス感覚も衰え、転倒のリスクも高まっていきます。バランスを崩して転倒するリスクも下げられます。

何もしていない人はまずは「太もも」を鍛えましょう。

おすすめの方法は**スクワット**や**ランジ**です。

スクワットも回数をいっぱいこなしたり、強い負荷をかけたりする必要はないので、朝起きた時や、お風呂に入る前に軽く行う習慣をつけることから始めてください。

そして「ランジ」というのは伸脚を大きな動きにしたバージョンのもので、立った状態から片方の足を前に踏み出し、戻す。そして逆側の足を踏み出し、戻す。この動きを繰り返すものです。バランス感覚の向上に役立つ点も、嬉しいポイントになります。

足の筋トレの習慣がついた人は、さらに胸の大胸筋、背中の広背筋といった大きい筋肉も、余裕があれば鍛えていきましょう。

筋肉は糖分を取り込む能力もあり、筋トレは糖尿病予防にも役立ちます。現に病院でも、筋トレは糖尿病患者にとても推奨されています。

とにかく、すべての生活習慣病の予防、大腸がんや骨粗しょう症の予防にも、運動は複合的な意味合いで効果が期待できます。

運動せずに人間ドックを受け続けるなど本末転倒と言ってしまって良いでしょう。

もちろん、ストイックなアスリートのような姿勢を求めているわけではありません。繰り返しになりますが、**全く運動習慣がない人にとっては、わずかな運動習慣だけでも積み重ねれば効果が十分に期待できます。**

今、本を読む手を止めて、自分が明日から、いや今日から始める運動習慣を一つ心に決めて、紙に一つだけ書き、その習慣を続けていきましょう。

一つだけで大丈夫です。いくつも書くと続かないことが多いですから。

ハードルの高いものでなくて大丈夫です。

「毎日歩数を確認する」とかで良いので、自分が確実に達成できるものを決めて、まず1週間続けていきましょう。

少しずつ、運動習慣が身についてくるはずです。

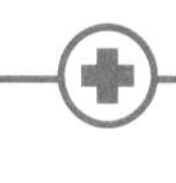

改善方法その2　食事

人間ドックの後の作法としては「食事」も当然、肝腎な要素です。

まず食事に関しては**「足し算」と「引き算」の考え方が重要**になります。

要するに、数値改善に役立つデータのある飲食物を「足し」、数値悪化に影響する飲食物を「引く」のです。

例えば、高血圧であればＤＡＳＨ食と呼ばれる食事法を取り入れながら、高血圧の天敵である塩分の量を引いていく方法が有効です。

塩分を減らすのは、減塩醤油や旨味調味料を利用するのも良い方法の一つです。もしそれで食事の味が薄くなりストレスを感じるようなら、胡椒などの香辛料や、レモン、ゆずなどの柑橘類を味付けの代わりとして使用するのも良いでしょう。

他にも糖尿病であれば野菜や果物を「足し」、加糖コーヒーやおやつなど、甘い物の摂取量を減らしていきましょう。

「地中海食」と呼ばれる食べ物も、糖尿病予防効果が期待されています。白米が悪いというわけではないのですが、「全粒穀物」と呼ばれる精製される前の玄米や胚芽米を取り入れることが効果的というデータもあります。

日本人にはなじみがないので、地中海食をそのまま食べるというわけにはいかないかもしれませんが、日常的に食べやすいように地中海食のエッセンスだけ取り入れてみてはどうでしょうか。

このように、わかりやすいようにあえて生活習慣病ごとに例を挙げていきましたが、いわゆる健康に良い飲食物と悪い飲食物は、単純に分けられるものではなく、複合的な効果が期待できるものが多いです。

あまり糖尿病だから○○、尿酸値が高いから○○、と気にしすぎるのではなく、全体的にバランスの良い食事を心掛けましょう。

そして、**「毎日行っている悪習を改善する」のが一番ジワジワと効いてきます。**

昼食後に必ず糖分入りのコーヒーやエナジードリンクを飲んでいるなら、お茶やブラックコーヒーに替えてみるとか、毎朝茹で卵に多量の塩をかけて食べているなら塩をかけるのをやめる、といった具合です。

生活習慣病は、短期間だけ過剰な努力をして一時的に改善しても、大きな意味はありませんし、リバウンドのリスクもあります。

自分の1日の生活リズムの中で、無理のない範囲で変えていける部分を変えていくのが非常に重要である、ということを覚えておいてください。

慌てて数値を下げにいく必要はありません。

次の人間ドックは1年後です。

食事対策はコツコツ続けられることを大前提にしていきましょう。

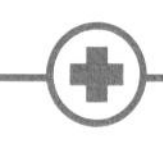

改善方法その3　睡眠

「睡眠」も体調を整える重要な要素です。

睡眠において最も大事なのは、枕の高さやベッドの種類ではなく、**「睡眠時間」**です。

一体、何時間が適切な睡眠時間なのでしょうか？

実は**「7時間」**という結果が出ている研究が多いのです。

寝なさすぎが体に良くないというイメージはあると思うのですが、結果的には寝すぎも寝なさすぎも死亡率は7時間の人より高かった、というデータがあります。

寝すぎに関しては他の病気の影響で、多めの睡眠時間を必要としているという説もあるのですが、現状は7時間を目指すという形で良いでしょう。

一方、**睡眠時間が短いと、レプチンとグレリンという食欲に関係のあるホルモンのバランスが崩れ、食欲が増し体重増加につながる**ことがあります。

睡眠時間が短いことが、運動不足や過食ほどではないにせよ、肥満や糖尿病になりやすくさせてしまう場合もあるわけです。

また、たまにショートスリーパーを目指そうと短時間睡眠を意図的に行っている人がいますが、これは絶対にやめてほしい行為です。

ショートスリーパーに関しては「遺伝子」の背景があるとされており、努力してなるものではなく、自然になってしまうものです。ショートスリーパー特有の遺伝子を持っていない人が無理に短時間睡眠を行うと、どこかで体にガタがくるでしょう。

ほとんどの人は7時間を目標にしてほしいと思います。


ちなみに、寝入りが悪くて睡眠時間が短くなってしまう人については、明確なエビデンスのある方法はないのですが、自分に合った方法を色々と試してほしいと思います。

例えば、スマートフォンやテレビの光を寝る前に浴びると、脳が昼間だと錯覚し、メラトニンというホルモンのバランスが崩れ、寝入りが悪くなることがあります。

大画面のテレビの視聴は寝る90分前はできるだけ控えたいところですし、スマートフォンも寝る前は触らないほうが良いです。

ただし、スマートフォンは寝室にあるとどうしても触ってしまいがちですので、そもそも寝室から排除するためにスマートフォンの充電はリビングで行い、寝室では照明を少し落としながら、読書などして睡魔が襲ってくるのを待つという決まりにする、などいかがでしょうか。

他にも、寝入りを良くする方法は個人個人の相性にもよりますが、お風呂に入り、ゆっくり湯船に浸かって深部体温を上げたり、アロマの香りを寝室に取り入れてみたり、寝る1時間前くらいから照度を落としたり、間接照明を用いることで寝入りが良くなることがあるので、**色々と試しながら自分に合った方法を見つけてほしい**と思います。

ちなみに寝酒は睡眠の質を低下させると言われているので、睡眠導入剤代わりのお酒はやめましょう。

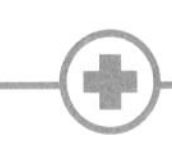

改善方法その4　自宅や職場での過ごし方

次は少し角度を変えて、自宅や職場での過ごし方について解説しておきましょう。

まず、自宅や職場でのリスクに**「座りすぎ」**が挙げられます。

座っている間は大腿四頭筋が全く働かないので、カロリー消費が抑えられてしまうし、1日7時間以上座っているると死亡率が上昇するというデータもあるくらいです。

特に日本人はデスクワークが多い人種だと言われているので、この点は改善していきたいポイントです。

対策としては、例えば在宅勤務や職場で作業を行う時、スタンディングデスクを導入しても良いでしょうし、そうでなくても立ち上がる回数を増やすなどはしたいところです。

コロナ禍で在宅勤務が増えることで、座っている時間が増え、歩く時間が減り、糖尿病が一気に悪くなったり、抱えている生活習慣病の数が増えてしまったりするケースもよく聞きます。

在宅勤務で失った分の運動量を補う必要性をしっかり理解しましょう。


また中高年にとっては、**自宅に「血圧計」も必須**です。

というのも、第2章でも少し触れましたが、病院などで測定した血圧は緊張などが原因で、本来の値より上がってしまうことも多いのです（白衣高血圧、という医学用語があるくらいです）。

そのため、病院での血圧の基準値と、家で測定した血圧の基準値も異なります。

自宅で測定する血圧を専門用語で「家庭血圧」と呼ぶのですが、この家庭血圧のコントロールが最優先課題になります。

月に1回でも良いので定期的に血圧測定をするという習慣が、日頃から自身の健康を頭に留めさせる大事な時間になります。

一家に1台、血圧計は常備しておいてほしいと思います。


また、職場では同僚と連れ合って、引きずられて自分の生活習慣を乱さないようにしましょう。

例えば同じ部署に喫煙者の連れ合いがいるとなかなか禁煙できないように、たばこ以外の他の習慣もコントロールしにくくなります。

昼に連日こってりしたラーメンを食べたり、昼食後にエナジードリンクや甘いコーヒーなどを飲んだり、飲み会の回数が多くなったり、残業時間が長くなったり……。

もちろん仕事上の付き合いなど、ある程度譲歩しなければいけない部分もあるかもしれませんが、自分の健康を損なってまで付き合わなければいけないことは多くないと思いますし、極力流されないようにしてほしいと思います。

人がやっているから自分も大丈夫、赤信号みんなで渡れば怖くない、ではありません。

全員まとめて落とし穴にはまっているだけの場合もあります。

自分の芯を持って、背筋を伸ばして日々を送り、生活を律していってほしいと思います。

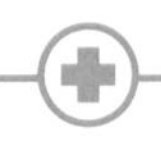

人間ドックとの上手な付き合い方

繰り返しになりますが、人間ドックを受けるという本質的な意味を考えると、

①大病を早期発見し、早期治療につなげる
②自身の健康状態を把握し、数値の改善につなげ、大病を予防する

この2つにまとめられるかと思います。

しかし、①について意識している人は多いのですが、「今年も何も病気が見つからず良かった……」と安堵してしまい、②のほうまで意識して、しっかり自分の行動を変えるきっかけにできる人は多くありません。

①も②も同じように重要なことですが、より自分の人生のリスクヘッジをする、病気にならない体作りをするためには②が非常に重要です。

どうか人間ドックの、主に生活習慣病のところで引っかかった項目のある方は、本章で紹介した対策や方法に一つでも多く取り組み、来年の人間ドックで「答え合わせ」をしてほしいと思います。

おわりに

いかがでしたか？

普段人間ドックを受けている人は、いかに自分がそれぞれの検査に対しての基礎知識や、評価の方法を知らない状態で受けていたのか、今後どういったポイントに注目して検査を選択したり、結果を確認したりしていけばいいのか、靄（もや）が晴れたのではないでしょうか。

また人間ドックを受けたことのない人にとっても、人間ドックの全貌について理解してもらえたのではないかと思います。

また人間ドックを受けたタイミングや、受ける前の検査の段階で読み返してほしいのですが、ここまで通読していただいただけでも、これからの人間ドックや健康診断を受ける姿勢、項目の読み方、そして受けた後の行動について大きな変化が期待できるのではないかと思います。

普通に生活していると、ここまで一気に人間ドックについて学ぶ機会もなかなかありませんからね。

しかし、最も重要なことは、人間ドックを受けるという行為は「手段」にしか過ぎない、ということです。

人間ドックは決して安くはない自分自身の現在、そして未来に対する「投資」です。この投資に対して実のある「見返り」を得るために、要するに自分自身の未来の健康を守っていくために、人間ドックを受けた後の「復習」も重要視して、来年の人間ドックでの結果の改善につなげてください。

人間ドックは、その行為を通じて自分自身の健康状態、コンディションを把握し見つめ直すことが最も重要です。

この本、そして人間ドックを通じて、多くの方にとっての自分を見つめ直す機会、健康についての取り組みを変える機会になれば、著者としてこれ以上の喜びはありません。

普段、「健康」という事項への優先順位は低くなりがちです。

ぜひとも、正しい形でそれぞれの人間ドックを行い、その行為を通じて、日常で意識が薄れがちな自分自身の健康について再確認し、より一層有意義な軌道修正をする場になることを願っております。

その他の検査	チェックポイント	主な疾患	関連頁
肺機能検査	自分自身の肺活量が、年齢、性別、身長から出された基準値とどれだけ乖離があるのか確認する検査。咳や痰の症状が続いている人、喫煙者の人は検討しても良いだろう。	COPD（慢性閉そく性肺疾患）、気管支喘息など	146
腹部エコー（腹部超音波検査）	BMIの高い人、AST、ALTの高い人は脂肪肝のチェックになる。胆石が見つかることも。また65歳以上の喫煙者男性には、大動脈瘤のチェックのため推奨されている。	脂肪肝、胆石、腹部大動脈瘤	98、153
脳ドック（頭部MRI検査、頸動脈エコー検査）	基本的に非推奨だが、家族に脳動脈瘤の人がいる場合などは検討する選択肢もある。	脳動脈瘤、脳腫瘍	98、165
心電図検査	心臓の不整脈が見つかることも。動悸などの症状がある場合は「ホルター心電図」も選択肢に挙がる。	心房細動などの不整脈	101
LOX-index検査	基本的に非推奨。興味がある人は受けてみても良いだろう。	脳梗塞、心筋梗塞	102
ABI／PWV検査	血管の「硬さ」を確認する検査。足の動脈硬化である「閉塞性動脈硬化症」という病気の早期発見につながることも。	閉塞性動脈硬化症（ASO）	103
心臓CT	心臓に栄養を送る「冠動脈」の状態を確認する検査。「石灰化」が進行していると冠動脈が白く写る。	狭心症、心筋梗塞	104
骨密度検査	女性は65歳から、男性は70歳から推奨。骨粗しょう症の早期発見につながる。	骨粗しょう症	105
眼底・眼圧検査	目のかすみ、見えづらさ、近視などがある人は行っても良い。40歳以上を目安に。	白内障、緑内障	107、142
遺伝子検査	基本的に非推奨。現段階では占い程度だが、今後の研究には期待される検査。		108

大腸カメラ（下部消化管内視鏡検査）	50歳以上は10年に1回は受けてほしい。悪性度の高い「腺腫ポリープ」が見つかるとそのまま切除してしまうことが多い。	大腸がん、大腸ポリープ	120、155
マンモグラフィ（乳房レントゲン検査）	40歳から対象。50歳以降は特に受けてほしい。2年に1回受診をおすすめ。	乳がん	122、161
乳房超音波検査	マンモグラフィができない人、「高濃度乳房」の人は検討の余地あり。	乳がん	122
子宮頸部細胞診	HPVワクチンの接種の有無にかかわらず、20歳から3年に1回程度受けてほしい。	子宮頸がん	124、163
HPV検診	細胞診とセットで行う場合は5年おきの検診がすすめられている。	子宮頸がん	124
肝炎ウイルス検診	40歳以上から公費適応あり。感染しても10〜20年は症状を呈さない怖いウイルス。	B型・C型肝炎、肝臓がん	127
低線量胸部CT	55歳以上＋ヘビースモーカーの方はおすすめ。胸部レントゲンよりも肺がん検診として有効というデータあり。	肺がん	128
腫瘍マーカー（PSA以外）	基本的に非推奨。早期発見には役立ちづらいし、がんだけで上昇するマーカーでもない。	がん全般	130
PSA	50歳くらいから、メリット・デメリットを踏まえて検討しても良い（家族に前立腺がんのいる方は特に）。	前立腺がん	132
PET検査	基本的に非推奨。全身の画像を撮影して、がんがある可能性のある場所が光るという検査。	がん全般	134、169

甲状腺 (T3/T4/TSH)	倦怠感のある時、ほてり、脱毛、むくみなどある時は測定してみても良いだろう。甲状腺の病気は更年期障害と間違えやすい。	バセドウ病 橋本病	92
フェリチン	ヘモグロビンの数値は問題ないが、だるさや息切れがある時測定してみても良い。	鉄欠乏性 貧血	93
テストステロン	性欲の低下、ED(勃起不全)、だるさのある中高年の男性は行っても良い。	LOH症候群 (男性更年期障害)	95

尿検査	チェックポイント	主な疾患	関連頁
尿タンパク	尿からタンパクが漏れている=腎臓の濾過機能が落ちている可能性がある。	腎炎、 ネフローゼ 症候群	89
尿潜血	有効性が証明された検査ではないものの、膀胱がんなどが見つかる場合も。喫煙者で中高年の尿潜血陽性は1度精密検査をおすすめしたい。	腎炎、 膀胱がん	89

がん検診	チェックポイント	主な疾患	関連頁
ピロリ菌検査	中高年は衛生環境の悪い水から感染していることがあり、一度受けておくことがおすすめ。	胃がん、 胃炎	116
胃カメラ (上部消化管 内視鏡検査)	50歳以上は2～3年に1回受けておきたい。個人的にはどちらか選択するならバリウムより胃カメラ。	胃がん、 胃炎	118、 150
バリウム検査 (胃レントゲン 検査)	50歳以上は1～3年に1回受けておきたい。胃カメラより優れているのは胃全体を俯瞰して観察できる点。スキルス胃がんの発見には適している。	胃がん	118、 148
便潜血検査	40歳から対象。50歳以降は特に毎年受けてほしい、アメリカの予防医学専門委員会でも推奨されている検査。	大腸がん	120、 155

付録 項目別チェックポイント一覧

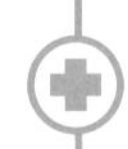

※□＝健康診断レベル、　＝人間ドックの基本検査項目レベル、■＝選択すれば受けられる検査項目レベル

血液検査	チェックポイント	主な疾患	関連頁
HbA1c（ヘモグロビンエーワンシー）	1～2か月間の血糖値の平均値。6.5を超えていると糖尿病の可能性が。	糖尿病	69
LDL	いわゆる「悪玉コレステロール」。基準値は140以下。180を超えたら一度病院へ。	脂質異常症	72
HDL	いわゆる「善玉コレステロール」。基準値は40以上。余分なLDLを回収してくれるゴミ収集車のような役割をしている。	脂質異常症	72
中性脂肪（TG）	基準値は150以下。500を超えると「急性膵炎」という命に関わる病気のリスクも出てくる。300を超えたら一度病院へ。	脂質異常症	75
尿酸値（UA）	基準値は7以下。高ければ高いほど痛風や尿管結石といった激烈な痛みを伴う病気のリスクが上がる。	痛風、尿管結石	76
AST（GOT）／ALT（GPT）	肝臓の酵素の数値。高い人は脂肪肝などの肝臓の病気の可能性あり。3桁の人は特に警戒を。	脂肪肝	80
ヘモグロビン（Hb）	貧血の指標。1桁の人は必ず病院へ。男性ならがんからの出血の可能性もあるし、女性なら子宮などの病気が隠れていることも。	貧血	82
クレアチニン／GFR	腎臓の機能を反映している。クレアチニンは個人差、男女差があるので、GFRを確認。45を切っているなら一度腎臓内科へ。	慢性腎臓病	84
蛋白／アルブミン	ほとんど異常は認めないが、数値が低下している場合は体内の蛋白の異常かも。総蛋白が5以下、アルブミンが3以下の場合は一度病院へ。	肝臓、腎臓の病気など	86

本書は書き下ろしです。

森　勇磨（もり・ゆうま）

東海高校・神戸大学医学部医学科卒業。

研修後、藤田医科大学病院の救急総合内科にて「病状が悪化し、後悔の念に苦しむ患者や家族」と数えきれないほど接する中で、正しい医療情報発信に対する社会課題を痛感する。

2020年2月より「予防医学ch/医師監修」をスタート。現在の登録者は50万人を突破、総再生回数は5700万回を超える。

上場企業、株式会社リコーの専属産業医として、予防医学の実践を経験後、独立。

Preventive Room株式会社を立ち上げ、書籍やYouTubeでの情報発信に留まらず、オンライン診療に完全対応した新時代のクリニック「ウチカラクリニック」の運営、社員の健康を守る法人向けの福利厚生としてのオンライン診療サービスの展開、労働衛生コンサルタントとしての健康経営のコンサルティングなどを通じて予防医学のさらなる普及を目指している。

著書に『40歳からの予防医学』（ダイヤモンド社）など。

人間ドックの作法
心構え、受けるべき検査、検査結果の見方など、丸ごと徹底解説

2023年5月10日　初版発行

著　者　森 勇磨

発行者　安部順一
発行所　中央公論新社
〒100-8152　東京都千代田区大手町1-7-1
電話　販売 03-5299-1730　編集 03-5299-1740
URL　https://www.chuko.co.jp/
印　刷　大日本印刷
製　本　小泉製本

Published by CHUOKORON-SHINSHA, INC.
Printed in Japan ISBN978-4-12-005654-3 C0030

定価はカバーに表示してあります。落丁本・乱丁本はお手数ですが小社販売部宛お送り下さい。

送料小社負担にてお取り替えいたします。

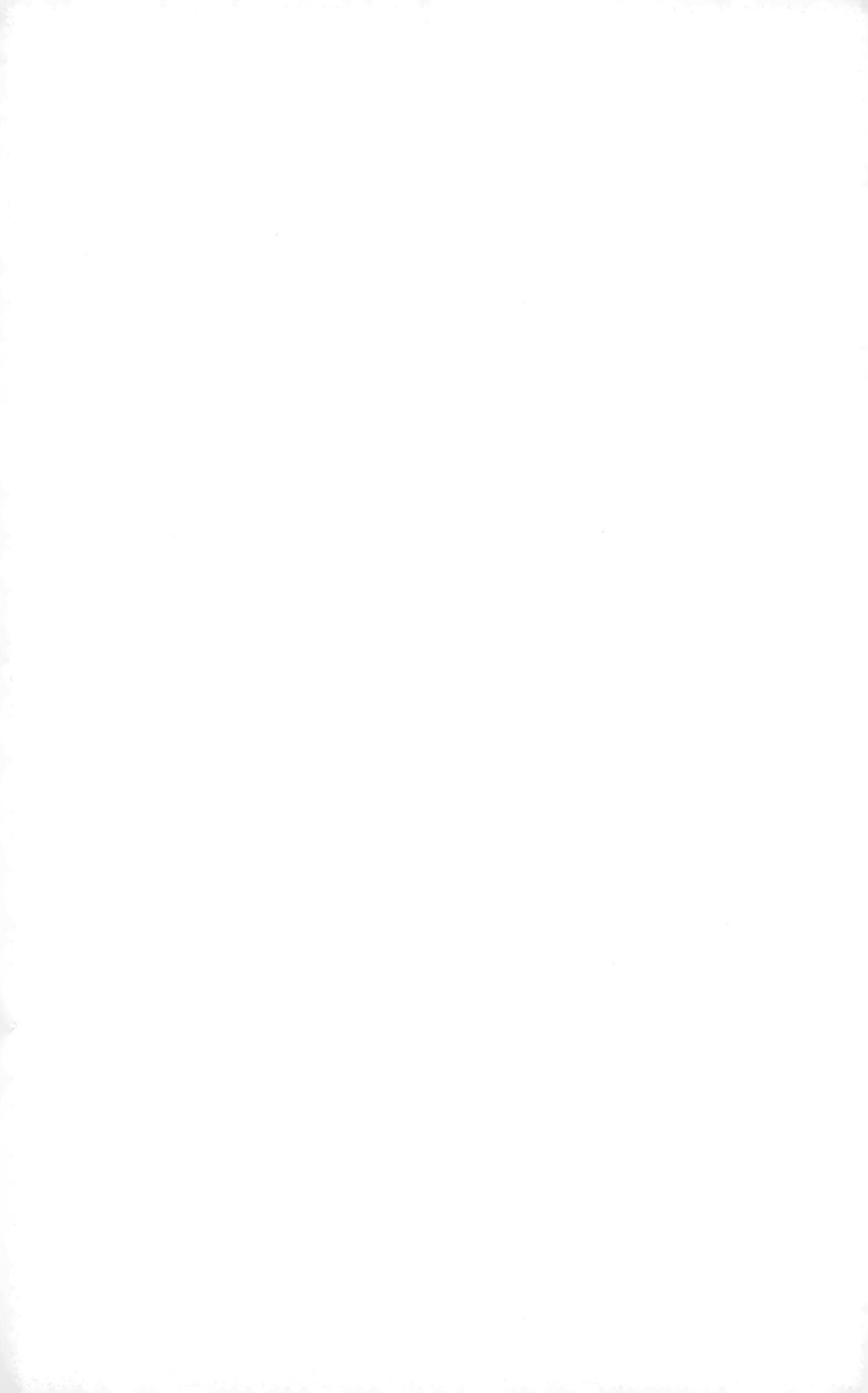